Secrets de grand-mère

Se soigner

Éditions Eyrolles
61, bd Saint-Germain
75240 Paris cedex 05
www.editions-eyrolles.com

Illustrations : Bénédicte Beaujouan
Mise en pages : Istria

ISBN : 978-2-212-54110-6

Docteur Dominique-Jean Sayous
Christelle Daniel

Secrets de grand-mère

Se soigner

EYROLLES

Chez le même éditeur

Du même auteur :

- *L'homéopathie, tout simplement*
- *Homéopathie et sexualité*

Dans la même collection :

- *Cuisiner*, Philippe Chavanne

Dans la collection Les essentiels Marmiton :

- *Amusez-vous avec les herbes et les épices*, Claire Debruille
- *Amusez-vous avec les crèmes et les sauces*, Christophe Duhamel
- *Amusez-vous avec les cuissons*, Thibaut Mollaret

Sommaire

Introduction

Nos grands-mères reviennent à la page ! D'ailleurs, elles l'ont toujours été et le seront toujours ! Mais il faut bien dire qu'au cours de ces trente dernières années, l'essor des nouvelles technologies, les avancées spectaculaires du monde médical ont laissé au placard de nombreux remèdes concoctés par leurs soins. Pourtant, ils avaient moult adeptes ! C'est ainsi que, petit à petit, la science s'est penchée sur ces « trucs de grands-mères » et vient, aujourd'hui les accréditer. Finalement, nos mémé, mami, mamita... avaient la science infuse !

Déjà en Europe, le père de la médecine moderne, Hippocrate (médecin grec, 400 ans avant notre ère) disait : « Que ton aliment soit ton premier médicament. » En Orient, l'esprit restait le même. « Notre corps est le résultat de notre nourriture, de même la maladie. Une nourriture équilibrée donne une bonne santé, une mauvaise nourriture apporte la souffrance », annonçait Charak Samhitâ.

Depuis la nuit des temps et à travers toutes les cultures, un consensus s'est imposé : les richesses naturelles de Dame Nature constituent la base de notre bien-être à tous. C'est ainsi qu'un savoir empirique remontant à l'homme de Néandertal (60 000 ans avant notre ère) est arrivé jusqu'à nous.

En effet, des fouilles archéologiques ont permis d'analyser des pollens de fleurs, de révéler la présence de guimauve, d'achillée millefeuille que nos ancêtres consommaient déjà. Les traités millénaires de l'Inde, de la Chine et de l'Europe abondent en précisions sur l'art d'utiliser les plantes. Les vertus curatives du gingembre sont mentionnées dès le ve siècle avant notre ère, en Chine. Au temps des Pharaons, on mélangeait du suc de chicorée à de l'essence de rose et du vinaigre pour traiter les maux de tête. En Occident, on utilisait, dès l'Antiquité, l'écorce de saule contre les rhumatismes et on comprit seulement au siècle dernier que cet arbre renferme un antidouleur (la salicine) à l'origine de l'aspirine.

Des recherches scientifiques ont permis de montrer l'efficacité de nombreux remèdes. Un exemple bien de chez nous : le vin, qui contient de l'aspirine et des tanins, diminue les risques de formation des caillots dans le sang. D'autres recettes font beaucoup plus appel au bon sens et nous rappellent les bases d'une vie saine : manger équilibré, faire de l'exercice...

La Terre regorge de trésors pour notre bien-être, nos aïeux ont su extirper les meilleurs d'entre eux : ils sont devenus nos remèdes de grands-mères. En voici quelques-uns : la plupart sont faciles à réaliser, certains nécessiteront plus de motivation...

Ce clin d'œil de nos ancêtres ne manquera pas de nous apporter une dose d'humilité face au savoir scientifique actuel dont on connaît les limites. Et si une partie de la vérité résidait encore dans les secrets bien gardés de nos grands-mères... ?

Le but de ce livre n'est pas d'en faire une bible médicale mais de vous apporter une aide pour les maux de tous les jours ; pour autant, une consultation médicale reste indispensable si une amélioration n'est pas rapidement constatée.

A

Acné
Aphtes

Acné

L'acné est une maladie de la peau due à une inflammation des follicules pilosébacées, petites glandes annexées à la base (racine) des poils. Ces follicules secrètent en temps normal une matière grasse ou huileuse, le sébum, qui lubrifie et protège la peau. Cette inflammation peut toucher tout le monde, à tous les âges, à n'importe quel moment. Presque 80 % des jeunes subissent ce calvaire pendant quelques années. Ah si grand-mère n'existait pas !

La bardane

Les médecins grecs surnommaient la bardane « philanthropos », l'amie du genre humain. Depuis, elle n'a pas failli à sa réputation puisqu'elle est devenue un puissant allié contre l'acné. Riche en vitamine B et minéraux, elle possède de nombreuses autres substances qui rendent cette plante antimicrobienne, luttant ainsi contre les toxines à l'origine de l'apparition des boutons. De surcroît, elle agit efficacement contre la séborrhée (sécrétion exagérée d'une substance grasse appelée sébum) responsable de l'acné.

Grand-mère conseille

Jetez une poignée et demie de racines et de feuilles de bardane dans 1 l d'eau chaude et faites des bains de peau.

La carotte

À son origine, la carotte était blanche. Elle ne revêtit sa robe orange qu'au XVIIe siècle. Heureusement, quand on sait que plus les carottes sont colorées, plus elles sont riches en carotènes. Véritables boucliers contre le vieillissement de la peau, les carotènes aident également à réduire l'acné.

Grand-mère conseille

Buvez du jus de carotte au moins une fois par jour. Mangez des carottes crues sans modération.

La tomate

La tomate est arrivée en Europe au XVIe siècle. Elle a longtemps été suspectée de toxicité. D'ailleurs, jusqu'au XVIIIe siècle, elle était utilisée pour éloigner les moustiques. Puis elle a gagné la confiance des Méditerranéens qui la surnommaient « pomme d'amour » et « pomme d'or ». Aujourd'hui, cette confiance a envahi la France puisque la tomate est le premier « légume » que le Français consomme avec 15 kg par an.

Riche en vitamine A, la tomate agit sur la peau par son action anti-infectieuse et cicatrisante. Elle contient également des minéraux comme le zinc dont il a été montré que sa carence peut causer une poussée d'acné.

Grand-mère conseille

Nos aïeules l'utilisaient ainsi : coupez une tomate en rondelles et passez celles-ci aussitôt sur les boutons. Laissez sécher et rincez à l'eau minérale.

La lavande

Son délicieux parfum et son habit violet embaument et décorent la Provence mais aussi nos armoires. Rien à voir mais tout aussi intéressant, elle agit contre l'acné.

Grand-mère conseille

Faites macérer 100 g de fleurs de lavande dans 1 l de vinaigre de vin blanc pendant dix jours. Filtrez, puis utilisez cette lotion sur le visage.

Aphtes

Les aphtes sont des lésions ou ulcérations de la muqueuse buccale ou d'autres organes. Ils apparaissent souvent lors d'un état de fatigue (règles, stress, choc émotionnel, dépression, carence en vitamine B12 ou en fer). Ils peuvent aussi être la conséquence de la consommation de certains aliments (notamment les fruits secs comme les noix ou les fraises, le gruyère, les fruits acides tels que l'ananas), d'une infection buccale, du port d'un appareil dentaire ou de la prise de certains médicaments (comme l'aspirine ou les antibiotiques).

L'aloe vera

Piquant, ce cactus a su se faire apprivoiser. Reconnu par la communauté scientifique, l'aloe vera est devenue un remède incontournable. Ses actions antibiotiques et analgésiques soulagent et désinfectent les aphtes.

Grand-mère conseille

Contre les aphtes, faites un bain de bouche avec du jus d'aloès. Les dentistes texans s'en servent même contre de graves cas de gingivite.

Le basilic

À l'origine, le basilic était un serpent mythique dont le regard pouvait tuer, à moins qu'on ne l'ait aperçu le premier. Ce n'est qu'en 1398 qu'on nomma ainsi l'aromate car, selon certains, son arôme est tel qu'il peut s'inviter à la table des rois. Originaire d'Inde, le basilic y est une plante sacrée. D'ailleurs, les fidèles du dieu Vishnou portent des colliers en fruits ou en racines de basilic. Le basilic est partout à l'honneur : dans les jardins mais aussi dans les temples, autour des maisons pour purifier et parfumer l'air.

En France, la tomate en raffole et la soupe au pistou ne serait rien sans ses feuilles de basilic ! Outre ses qualités culinaires, on lui reconnaît également des propriétés médicinales et antiseptiques, ce qui fait du basilic un excellent remède contre les aphtes.

Grand-mère conseille

En décoction : faites bouillir 100 g de feuilles de basilic dans 1 l d'eau pendant trente minutes. Faites-en des bains de bouche. Vous pouvez également mâcher des feuilles de basilic crues. Ayez toujours un pot de basilic chez vous car outre le parfum méditerranéen qui embaumera votre intérieur, cette plante fera fuir les mouches !

Le saviez-vous ?

Un couple mythique : le basilic et la tomate. Une alliance parfaite en cuisine avec un filet d'huile d'olive pour parfaire les saveurs et un duo indissociable au jardin. En effet, le basilic a la réputation de stimuler la croissance de la tomate et d'en améliorer la qualité. Il a tout compris aux principes de séduction : il rend les tomates encore plus belles ! D'ailleurs, ceux qui pratiquent l'agriculture biologique le savent : ils plantent du basilic au pied de leurs plants de tomates.

B

Blessures
Bouton de fièvre ou herpès
Brûlures et coups de soleil

Blessures

Une égratignure, une coupure, une perforation… autant de blessures qui forment des lésions de la peau avec une plaie plus ou moins profonde.

L'achillée millefeuille

Son nom scientifique, achillée millefeuille, vient du célèbre Achille qui utilisait cette plante pour soigner les blessures des soldats lors de la guerre de Troie.

Et jusqu'au XIXe siècle, les soldats s'en servaient pour stopper les petites hémorragies, prévenir l'infection des plaies et accélérer la cicatrisation. À ce jour, l'achillée millefeuille reste un remède de choix pour panser les blessures.

Grand-mère conseille

Pour les blessures, préparez une infusion avec 1 ou 2 cuillères à café d'achillée millefeuille dans 250 ml d'eau bouillante, filtrez, laissez refroidir. Utilisez la solution en compresses sur la partie blessée. Répétez plusieurs fois par jour. (Ne pas appliquer sur des plaies ouvertes.)

L'aloe vera

L'aloès concentre la plupart des vitamines, notamment A, E et B, celles qui concernent la peau et les cheveux. Il est riche aussi de tous les sels minéraux indispensables : phosphore, potassium, calcium, chlore, fer, zinc… Cette composition lui confère des propriétés de cicatrisation, de régénération cellulaire et d'hydratation cutanée. C'est pourquoi les cosmétiques à base d'aloès sont conseillés dans les cas d'eczéma, d'irritation, de brûlures...

Grand-mère conseille

En cas de coupure, faites une entaille en haut d'une feuille d'aloès et laissez couler le gel directement sur la peau. Le gel va stopper l'écoulement de sang et favoriser la cicatrisation.

Le saviez-vous ?

Depuis près de cinquante ans, les chercheurs se penchent sur la formule de l'aloès et confirment les usages médicaux de toutes les traditions ancestrales. Ses propriétés affectent autant la dermatologie que la nutrition ou encore la digestion. En effet, ses actions cicatrisantes, bactéricides et anti-inflammatoires permettent de soulager efficacement les brûlures, les irritations ou encore l'acné. En outre sa richesse en acides aminés, minéraux, oligoéléments et vitamines aide l'organisme à mieux résister contre les agressions extérieures (microbes, stress). Si au premier contact le cactus est plutôt repoussant, il nous montre bien qu'il ne faut jamais se fier aux apparences !

L'argile

Cette « terre magique » est connue depuis des millénaires. Les premiers utilisateurs de l'argile étaient les animaux. Ils s'y plongeaient surtout pour soigner leurs blessures. Les Égyptiens l'utilisaient pour les momifications en raison de ses principes purificateurs. Et pendant la Première Guerre mondiale, elle aurait eu raison de la dysenterie.

Ses propriétés thérapeutiques et sa teinte sont fonction de nombreux minéraux (silice, aluminium, calcium, fer, magnésium...). Par exemple, l'argile verte est davantage recommandée pour soigner les plaies car l'acide salicylique qu'elle contient joue un rôle d'astringent, de purificateur et d'accélérateur dans la régénération des tissus abîmés.

Grand-mère conseille

Saupoudrez de l'argile verte directement sur vos plaies.

Le souci

Les usages culinaires, médicinaux et cosmétiques du souci étaient déjà connus des vieilles cultures indiennes et arabes ainsi que des Grecs.

En outre, cette fleur était le principal souci du célèbre safran : elle l'a falsifié à maintes reprises grâce à sa couleur jaune ! Le souci, moins coté que son rival, était surnommé « le safran du pauvre ». Depuis, il a sauvé sa peau ou plutôt notre peau... En effet, cette fleur est reconnue comme étant « le remède des plaies par excellence » d'après le docteur Valnet. Sa richesse en alcools, résines, flavonoïdes rend cette plante antiseptique et cicatrisante. Crevasses, engelures, brûlures, irritations n'y résisteront pas !

Grand-mère conseille

Préparez une décoction avec 2 poignées de fleurs de souci pour 1 l d'eau. Faites bouillir dix minutes et utilisez la solution en compresses ou en bains sur les plaies, brûlures, engelures...

Bouton de fièvre ou herpès

Le bouton de fièvre doit son apparition au virus de l'herpès. Les facteurs favorisant ce bouton inesthétique sont la fatigue, la fièvre, les règles, l'exposition au soleil ou encore le stress. De surcroît, il se nourrit d'un acide aminé : l'arginine. Alors pour ne pas aggraver votre cas, mettez-le à la diète en éliminant chocolat, coca, arachides, petits pois, noix de cajou... qui en contiennent.

La glace

Quatre cents ans avant notre ère, l'utilisation de glace et de neige comme moyen thérapeutique était déjà répertoriée. De nos jours appelée la cryothérapie, elle est très employée par les dermatologues pour venir à bout de nombreuses lésions cutanées dont le bouton de fièvre. L'application rapide du froid permet de diminuer l'inflammation et d'exterminer ce bouton viral.

Grand-mère conseille

Contre un bouton de fièvre, appliquez de la glace sur cette éruption inesthétique pendant quarante-cinq minutes. Deux jours après il ne sera plus qu'un mauvais souvenir. Il n'est pas nécessaire de renouveler l'opération.

La mélisse

La mélisse fait partie de la pharmacopée universelle depuis la Grèce Antique mais n'a été introduite en France qu'au Moyen Âge. Elle est reconnue aujourd'hui pour inhiber le virus responsable du bouton de fièvre. Enfin !

Grand-mère conseille

Versez 20 g de feuilles de mélisse dans 1 l d'eau bouillante et laissez infuser trois heures. Appliquez cette lotion de mélisse en cataplasme.

Le saviez-vous ?

Des études cliniques montrent que l'application topique d'une crème à base de mélisse peut diminuer de moitié la durée des symptômes de l'herpès labial.

Brûlures et coups de soleil

Entre 400 000 et 500 000 brûlures sont dénombrées chaque année en France dont 20 000 nécessitent une hospitalisation ! Face à ce constat encore trop riche en zéros, un consensus s'impose : la prudence !

Les brûlures sont des lésions de la peau et des muqueuses provoquées par la chaleur ou par une substance chimique. La gravité dépend de l'étendue de la surface et de la profondeur d'atteinte du tissu, allant de la brûlure légère du premier degré à la brûlure grave du troisième degré. Les remèdes naturels apporteront un soulagement aux brûlures légères mais pour ce qui concerne les brûlures du deuxième et du troisième degré, une consultation médicale voire une hospitalisation sera nécessaire.

Les coups de soleil, qui peuvent être aussi responsables de brûlures, surviennent après une exposition au soleil sur une peau non préparée ou non protégée. L'effet néfaste immédiat le plus fréquent est une brûlure induite par les rayons ultraviolets. Une demi-heure sous le soleil de midi en été peut suffire à transformer votre peau en une plaque rouge et douloureuse. On ne recommandera donc jamais assez de prévenir les coups de soleil en utilisant une crème solaire protectrice et en évitant le soleil entre midi et 16 heures.

Une brûlure profonde ou étendue nécessite une consultation médicale et les petits remèdes qui vont suivre ne le sont que pour des brûlures superficielles (du premier degré).

Le miel

Durant la Première et la Seconde Guerre mondiale, on s'en servait pour accélérer la cicatrisation des plaies des soldats. Aujourd'hui, d'éminents scientifiques comme le professeur Descotte au CHU de Limoges mènent depuis vingt ans des études de cicatrisation par le miel en obtenant des résultats surprenants.

Alors pensez à garder un pot de miel dans votre trousse à pharmacie !

Grand-mère conseille

Contre les brûlures et les coups de soleil, appliquez du miel directement sur la partie brûlée. Quoi qu'il en soit, n'appliquez jamais d'huile ou de beurre sur une brûlure et ne percez jamais les cloques qui risqueraient de s'infecter. Enfin, pour soulager la douleur et mettre fin à la combustion des tissus, le premier réflexe qu'il convient d'adopter est de mettre la plaie sous l'eau froide durant quinze à trente minutes.

Le saviez-vous ?

Une étude réalisée sur quarante patients présentant des plaies d'origines diverses a montré l'intérêt du miel dans la cicatrisation. En effet, 88 % des cas ont obtenu une cicatrisation grâce à l'application du miel. Il réduit l'accumulation de sang dans les vaisseaux, stimule la cicatrisation et élimine les germes (hormis certaines levures). Ce traitement simple, efficace, peu onéreux et sans effets secondaires, mérite donc sa place dans la panoplie des antiseptiques !

La pomme de terre

Parmentier a donné son nom au hachis mais c'est également grâce à lui que la pomme de terre s'est répandue sur le territoire français à partir du XVIIIe siècle. Que serions-nous devenus sans, quand on sait que la pomme de terre est le féculent le plus consommé en France : 40 kg par an et par habitant ! L'hexagone produit 4,3 millions de tonnes sur 104 000 hectares. 310 millions de tonnes de pommes de terre sont produites à l'échelle de notre planète. Cultivée dans plus de cent cinquante pays, elle occupe le quatrième rang mondial des nourritures cultivées après le riz, le blé et le maïs. Rien que ça !

Faible en calorie (79 kcal/100 g) et riche en sucres lents, c'est l'aliment idéal pour les sportifs et une bonne aide pour les personnes qui effectuent un régime. En effet, l'énergie de la pomme de terre est dispensée progressivement et la sensation de faim est retardée. Et, en usage externe, la pomme de terre soigne et cicatrise plaies, brûlures superficielles, gerçures...

Grand-mère conseille

Coupez la pomme de terre en rondelles et appliquez celles-ci sur les plaies, sous un bandage.

Le saviez-vous ?

Pour conserver des pommes de terre longtemps, choisissez des variétés tardives ou semi-tardives. Laissez-les dans des endroits à l'abri de la lumière, des gelées, de l'humidité et... des rongeurs. Pulvérisez du charbon de bois pilé sur les tubercules pour retarder la germination ou enterrez-les dans le sable.

La propolis

Les abeilles ouvrières préparent la propolis en transformant la résine des bourgeons et des écorces d'arbre en un ciment qui tapisse les surfaces intérieures de la ruche pour assurer son étanchéité et sa solidité.

La propolis joue également le rôle d'un bouclier hygiénique en créant une couche protectrice contre les invasions microbiennes ou fongiques. Grâce à toutes ces qualités, les médecins de l'armée anglaise désinfectaient les blessures des soldats durant la Guerre des Boers en Afrique du Sud. Et comme l'armée a souvent été précurseur dans de nombreux domaines, on comprend que la propolis envahisse nos trousses à pharmacie !

Grand-mère conseille

Vous trouverez de l'extrait de propolis en pharmacie, à appliquer sur les brûlures.

Le saviez-vous ?

Les résultats d'une étude ont montré que les brûlures au deuxième degré traitées à la propolis causaient moins d'inflammation et cicatrisaient plus rapidement que celles qui étaient traitées avec la sulfadiazine d'argent.

Cernes
Cheveux gras
Cheveux secs
Chute des cheveux

C

Cholestérol
Constipation
Cors et durillons
Courbatures

Cernes

Jaunes, bleues et sombres, les cernes donnent un aspect fatigué et vieilli dont on se passerait bien ! En cause, une mauvaise circulation sanguine qui laisse s'accumuler les pigments sanguins dans la paupière inférieure. Des crèmes anti-inflammatoires et astringentes permettent de les estomper et lorsqu'elles prennent trop d'importance, la chirurgie esthétique les efface totalement !

Le thé

Riche en antioxydants (reconnus pour lutter contre les radicaux libres), il prévient les dommages cellulaires. De plus, les tanins du thé possèdent des propriétés astringentes et adoucissantes pour la peau. D'ailleurs, de nombreuses marques cosmétiques font entrer le thé dans la composition de leurs produits.

Grand-mère conseille

Contre les cernes, infusez le thé en sachet et appliquez le sachet froid sur les yeux pendant vingt minutes. Vous pouvez appliquer ce sachet sur l'ensemble du visage pour lui donner un petit coup de fouet.

Cheveux gras

Pour ceux qui ont les cheveux gras, sachez que vous avez plus de cheveux que les autres. Eh oui, plus vous avez de cheveux, plus vous êtes susceptibles d'avoir les cheveux gras car il y a à la base de tous les cheveux une glande qui produit une substance huileuse appelée sébum. Et plus il y a de glandes, plus il y a de sébum et plus les cheveux sont gras.

L'argile

On l'utilise contre les peaux grasses donc la logique veut qu'elle soit aussi un remède contre les cheveux gras. Eh bien la logique a raison. Les qualités absorbantes de l'argile vont éponger le sébum, responsable de cet aspect huileux.

Grand-mère conseille

Appliquez un cataplasme au moins une fois par semaine. Diluez de l'argile en poudre dans de l'eau additionnée de sel marin, jusqu'à obtention d'une pâte épaisse. Appliquez sur vos cheveux et laissez agir un quart d'heure avant de rincer.

Cheveux secs

En moyenne, notre cuir chevelu compte 150 000 cheveux. Animés par la perte (une petite centaine de cheveux nous quitte chaque jour) et la repousse, nos cheveux perdent parfois cet équilibre : chute excessive, repousse lente. C'est la bérézina ! Si en plus, ils deviennent secs, ternes ou prennent un aspect huileux, on les camoufle grâce à toutes sortes d'artifices : chapeau, bonnet, casquette... De nombreuses raisons sont à l'origine des cheveux secs dont les plus courantes sont les shampoings trop fréquents, un usage excessif de colorants ou simplement des expositions trop répétées au vent et au soleil.

La bière

De l'eau, du malt, du houblon et de la levure : la bière est née ! L'alcool, aussi, a droit à son heure de gloire ! Difficile d'imaginer la bière au service de notre chevelure et pourtant... Riche en vitamines B et PP, elle embellit les cheveux en renforçant la fibre capillaire et en les empêchant de se dédoubler.

Grand-mère conseille

Blonde, brune, rousse... la bière aussi a ses couleurs ! Et vous, que vous soyez blonde, brune, rousse, peu importe... toutes les bières feront l'affaire contre vos cheveux secs. Vaporisez-en simplement sur vos cheveux après un shampoing et avant de les sécher.

Le saviez-vous ?

Cinquième producteur européen de bière avec 17 millions d'hectolitres et 300 bières différentes, la France signe une belle performance. Contrairement à ce qu'on pourrait croire, elle ne boit pas dans les mêmes proportions qu'elle produit (heureusement, d'ailleurs) puisqu'elle fait partie des plus faibles consommateurs avec 33,7 l par an et par habitant contre 141,2 l en Irlande !

L'huile d'olive

Bouclier alimentaire, certes, mais pas seulement ! L'huile d'olive, riche en acides oléique et linoléique, possède des propriétés adoucissantes et émollientes permettant de lutter contre les cheveux secs et cassants.

Grand-mère conseille

Les Romaines nourrissaient déjà leurs cheveux d'huile d'olive et nous ne faisons que perpétuer les traditions… Enduisez vos cheveux d'huile d'olive. Laissez poser une heure puis rincez.

Le karité

Depuis des millénaires, les Africaines préparent le beurre de karité en débarrassant les fruits de leur pulpe par fermentation. L'amande libérée de sa coque est réduite en pâte

Grand-mère conseille

Contre les cheveux secs : enduisez-les en massant les pointes avec une grosse noix de beurre de karité. Enveloppez-vous la tête avec une serviette chaude pendant une heure avant le shampooing.

par pilonnage, puis plongée dans des marmites d'eau bouillante. Une fois refroidie, la graisse surnage et la pâte huileuse recueillie est malaxée pour donner un extrait végétal : le beurre de karité est né ! Très riche en acides gras et en insaponifiables, il nourrit la fibre capillaire des cheveux secs.

Le saviez-vous ?

Exigez toujours un beurre de karité pressé mécaniquement, et non raffiné, qui a conservé tous ses principes actifs.

L'œuf

L'œuf de poule est l'élément de base de nombreuses préparations culinaires. Il se suffit également à lui-même car riche en vitamines, oligoéléments et acides gras essentiels, il contient tout les acides aminés et possède un équilibre nutritionnel parfait.

Deux couleurs, deux fonctions. Le blanc est composé de protéines qui réparent et maintiennent en bon état les muscles, les os et la peau. Le jaune contient deux puissants antioxydants (la lutéine et la zéaxanthine) qui aident à prévenir les maladies liées au vieillissement. Alors, en omelette, à la coque, brouillé... l'œuf ne doit plus échapper à votre alimentation !

Grand-mère conseille

Mélangez un demi-verre de bière et deux jaunes d'œufs battus en omelette. Appliquez sur vos cheveux puis rincez.

Le saviez-vous ?

La lécithine contenue dans le jaune d'œuf stimule la nutrition cellulaire ainsi que la croissance du cheveu.

Chute des cheveux

La perte de cheveux est normale (environ cent cheveux par jour) et touche tout le monde. En revanche, dès qu'elle laisse entrevoir notre crâne, elle devient pathologique et seules les microgreffes capillaires peuvent y remédier. Avant d'en arriver là, des remèdes agissent en prévention de l'alopécie.

La bardane

Si vous ne voulez pas voir votre crâne se dévêtir totalement, optez pour la bardane. Elle agit efficacement contre la séborrhée (sécrétion exagérée d'une substance grasse appelée sébum) responsable de la chute prématurée des cheveux.

Grand-mère conseille

Contre la chute des cheveux : frottez votre cuir chevelu avec 30 g de feuilles fraîches de bardane pour 1 l d'eau et ajoutez un peu d'alcool pour la conservation.

L'ortie

Sa richesse en silice et en zinc lui vaut d'être une plante reconnue contre la chute des cheveux.

Grand-mère conseille

Contre la chute des cheveux, faites macérer dans 1 l d'eau-de-vie 60 g de racines d'ortie et 60 g de marjolaine, pendant quinze jours et près d'une source de chaleur. Filtrez, puis utilisez cette lotion en frictions sur le cuir chevelu.

Le piment

Épice incontournable, il apporte aux plats les plus insipides, saveur et couleur. Mais il n'y a pas que dans nos assiettes qu'il remet du baume au cœur ! Sur nos têtes, aussi...

Grâce à son pouvoir stimulant, le piment facilite la circulation, l'apport de sang aux bulbes pileux et par conséquent la pousse des cheveux.

Grand-mère conseille

Frictionnez le cuir chevelu avec la lotion suivante : faites macérer trois piments dans 1 l d'alcool à 60°. Attendez huit jours avant de filtrer cette lotion.

Cholestérol

Le cholestérol est une substance naturellement présente dans l'organisme et indispensable au fonctionnement de nos cellules. Mais si un peu est nécessaire, trop est délétère. Quand il est présent en trop grande quantité dans le corps, le cholestérol est à l'origine de la formation de plaque d'athérome. Différentes maladies peuvent alors apparaître : infarctus, accident vasculaire cérébral... 20 à 30 % de la population serait atteinte d'hypercholestérolémie. La valeur normale de cholestérol doit être comprise entre 1,5 à 2,5 g/l. Rappelons qu'il existe deux types de cholestérol. Le « bon » cholestérol, les HDL (lipoprotéines de hautes densités) empêchent la formation d'athérome en évacuant le cholestérol vers le foie. Le « mauvais » cholestérol, les LDL (lipoprotéines de faibles densités) favorisent au contraire l'athérosclérose car le cholestérol qu'elles transportent a tendance à se déposer sur les parois artérielles.

Pour faire le plein de « bon cholestérol », consommez au moins deux fois par semaine des poissons gras : saumon, hareng, thon, sardine... et régulièrement des coquillages riches en acides gras essentiels. Enfin, limitez les acides gras saturés contenus dans la charcuterie, les viandes grasses, le beurre, les chips... Évitez aussi les produits qui contiennent le terme « matière grasse végétale hydrogénée » ou graisses « trans », qui sont de très mauvaise qualité, et néfastes aux artères.

L'artichaut

De l'artichaut, on ne mange que le réceptacle qui porte les fleurs et les fausses feuilles qui les entourent (les bractées). C'est hélas la partie la moins active ! Le reste (tige et feuilles) est incroyablement amer mais doué de propriétés plus développées.

Ce n'est qu'au XXe siècle que les premiers travaux ont été effectués par des chercheurs français. Ces derniers ont démontré l'intérêt de ses feuilles (celles qu'on ne mange pas !) pour faire baisser les taux de cholestérol.

Les acides phénoliques, la cyanarine hépatoprotecteur, les flavonoïdes, la cynaropicrine, l'inuline, les sels de potassium et de magnésium, contenus dans les feuilles stimulent la vésicule biliaire, protègent le foie, abaissent le taux de cholestérol et la glycémie.

Grand-mère conseille

Faites une infusion de feuilles d'artichaut : plongez la moitié d'une poignée de feuilles dans 1 l d'eau pendant dix minutes. Sucrez très légèrement car cette préparation est amère et buvez trois tasses par jour. Vous pouvez également retrouver toutes les propriétés de ces feuilles sous forme de gélules.

Le saviez-vous ?

Une étude menée auprès de 143 personnes atteintes d'hypercholestérolémie a montré qu'une consommation d'extrait de feuilles d'artichaut pendant six semaines faisait chuter le taux de cholestérol global de 18,5 % contre 8,5 % avec un placebo.

La carotte

« Mangez des carottes, ça rend aimable » : expression souvent entendue mais rarement vérifiée !

En revanche, des études reconnaissent d'autres propriétés à la carotte : elle réduirait le cholestérol et le risque d'infarctus. Selon une étude américaine, la consommation quotidienne de 200 g de carottes crues peut faire chuter de 11 % le taux de cholestérol. Merci aux pectines ! Ce sont ces fibres qui limitent l'assimilation du cholestérol. Une autre étude a montré qu'une alimentation riche en bétacarotènes réduit sensiblement le risque de premier infarctus. Ces composés ont des propriétés antioxydantes qui neutralisent les radicaux libres impliqués notamment dans l'apparition de maladies cardio-vasculaires mais aussi dans les maladies liées au vieillissement.

Bien sûr, l'amabilité ne figure pas dans la liste des vertus... Elle avait bon dos la carotte durant toutes ces années ! Et, avec sa faible teneur en calories (30 kcal/100 g), vous n'avez plus aucune raison de vous en priver !

Grand-mère conseille

Mangez des carottes crues sans modération.

Le saviez-vous ?

Enfin, pour les aficionados de la carotte, rendez-vous le deuxième samedi d'août à Créances où une véritable fête met en scène ce légume si croquant.

Le pamplemousse

Le pamplemousse, pour la beauté de la peau, on connaissait. Mais le pamplemousse pour garder notre cœur en bonne santé, on ne pouvait pas l'inventer. La science nous le confirme : selon les résultats d'une étude, un pamplemousse rose par jour réduirait le cholestérol total, le « mauvais » cholestérol et les triglycérides, et diminuerait ainsi le risque de maladies cardio-vasculaires.

Grand-mère conseille

Mangez un pamplemousse rose par jour : votre cholestérol pourrait bien voir son taux à la baisse !

Le saviez-vous ?

Une étude a montré un intérêt dans la perte de poids : des obèses ont perdu 1,6 kg en mangeant tous les jours la moitié d'un pamplemousse frais, d'autres ont perdu 1,5 kg en buvant un verre de jus de pamplemousse, enfin certains ont perdu 0,2 kg avec un placebo.

Constipation

Ballonné, mal à l'aise... Votre transit vous joue des tours. Une personne sur cinq et pas moins d'une femme sur deux souffrent de constipation. Ce phénomène correspond à un ralentissement du transit intestinal, se traduisant par un espacement des selles et leur déshydratation.

La constipation se définit plus précisément par moins de trois selles par semaine. Il existe (presque) mille et une raisons d'être constipé. Horaires des repas perturbés, voyage, alitement, manque d'exercice, grossesse, difficultés à gérer le stress, hémorroïdes douloureuses, certains médicaments (antitussifs et antidépresseurs notamment), alimentation pauvre en fibres, quantité d'eau absorbée insuffisante... Sans oublier la bête noire des gastro-entérologues : différer le moment de se rendre aux toilettes. Pour juguler la constipation efficacement, privilégiez les fibres (fruits et légumes) ainsi que le pain complet (riche en son de blé). Les boissons doivent être abondantes (2 l par jour) et le chocolat (constipant), malheureusement, sera exclu quelque temps !

L'asperge

L'asperge fait partie de ces légumes riches en fibres végétales (1,5 g/100 g) et donc constitue un remède contre la constipation. En effet, elle régularise le transit intestinal (grâce aux pectines et mucilages, qui retiennent l'eau), tout en le stimulant (les celluloses de la tige sont particulièrement efficaces pour lutter contre la paresse intestinale). Enfin, pour ceux qui guettent l'aiguille de la balance, sachez qu'avec ses 25 kcal/100 g, l'asperge ne vous fera pas prendre un gramme !

Grand-mère conseille

Verte, blanche, ou encore violette, enrobée d'une vinaigrette, elle est parfaite contre la constipation.

La figue

Les figues seraient vieilles de plus de 11 000 ans : un record qui porte ce fruit au rang du plus ancien. Malgré son vieil âge, la figue n'en demeure pas moins toujours aussi séduisante : fraîche ou sèche, on la consomme presque à longueur d'année. Pour les personnes qui limitent leurs apports en calorie, la figue fraîche (57 kcal/100 g) est plus adaptée que la figue sèche (250 kcal/100 g). On la recommande notamment pour stimuler les intestins paresseux, ce qui fait d'elle un laxatif redoutable.

Grand-mère conseille

Contre la constipation, plongez figues fraîches et raisins de Corinthe dans l'eau et faites cuire dix minutes. Cela fera office de petit déjeuner et de laxatif.

Tisane de figue : plongez trois figues coupées en morceaux dans 1 l d'eau. Faites bouillir pendant trente minutes. Et buvez !

La graine de lin

Le lin évoque davantage un tissu qu'un remède médicinal. Et pourtant ! Les anciens Égyptiens connaissaient déjà sa fibre, ses qualités nutritionnelles et ses vertus médicinales. Et les Chinois l'ont inscrit dans leur pharmacopée notamment pour ses bienfaits contre la constipation. Pourquoi pas nous ?

Grand-mère conseille

Contre la constipation, ajoutez 1 cuillère à soupe (10 g) de graines de lin entières, écrasées ou broyées grossièrement à un verre d'eau (150 ml minimum) et buvez en trois fois par jour.

Le saviez-vous ?

La Commission européenne reconnaît l'usage des graines de lin contre la constipation chronique, l'irritation des muqueuses... La graine de lin agit comme un laxatif naturel qui accélère le transit en lubrifiant les selles et en augmentant leur volume. La graine gonfle dans l'intestin et stimule ainsi l'activité de la paroi intestinale.

L'huile d'olive

Or liquide du bassin méditerranéen, elle colonise nos assiettes pour notre plus grand bien. Diverses études renforcent cette ascension et montrent que sa richesse en acide oléique stimule la production de la bile assurant ainsi le bon fonctionnement de la digestion.

Grand-mère conseille

En cas de constipation, buvez une cuillère à soupe d'huile d'olive chaque matin.

La moutarde

La moutarde est bien plus ancienne qu'on ne le croit : les premiers consommateurs seraient les hommes de la Préhistoire qui mastiquaient des graines de moutarde en mangeant de la viande. Une alliance qui n'a pas pris une ride si ce n'est qu'aujourd'hui sa saveur est devenue plus onctueuse. Les Anciens se servaient également de ces graines pour conserver la viande. Dans toutes les cultures, la moutarde a été employée pour ses propriétés médicinales (entre autres), certaines d'entre elles étant encore reconnues aujourd'hui.

Riches en vitamine C, les feuilles de moutarde sont antiscorbutiques. D'ailleurs, en Chine, dès le printemps, on inscrit les feuilles de moutarde au menu car elles sont considérées comme un bon tonique et un dépuratif.

Grand-mère conseille

Consommez plutôt de la moutarde blanche.

Le pruneau

Le favori, l'incontournable : le pruneau, bien sûr et le pruneau d'Agen !

Agen est la ville principale de production des pruneaux depuis le XIIIe siècle, son savoir-faire atteint donc son apogée.

Grâce à sa richesse en fibres, le pruneau s'attaque aux constipations les plus rebelles. En effet, les fibres restent dans le tube digestif et entraînent par leur poids le reste des aliments digérés.

Grand-mère conseille

Faites tremper pendant une nuit des pruneaux dans l'eau. Le matin, à jeun, mangez-les et buvez l'eau.

Cors et durillons

Parmi les maux de pieds les plus courants, durillons et cors sont des épaississements de la couche superficielle de la peau. Ce sont des protections qui, en prenant trop d'importance, deviennent douloureuses. On les trouve aux points de frottement et de pression. Les durillons siègent sur les points d'appuis (avant pied) et les cors sur des saillies osseuses (griffe d'orteil)… Le meilleur des remèdes : trouver chaussure à son pied !

L'ail

Au-delà de toutes ses vertus antibactérienne et antifongique, l'ail s'utilise aussi pour venir à bout des cors et durillons en les ramollissant.

Grand-mère conseille

Écrasez une gousse d'ail sur le cor ou durillon. Appliquez un pansement et laissez poser toute la nuit. Renouvelez cette opération pendant une quinzaine de jours.

Le poireau

La peau devient épaisse et dure, et vous avez de plus en plus de mal à supporter vos chaussures : pas de doute, vous avez un cor au pied. Et l'un des remèdes les plus simples pour le ramollir et en venir à bout n'est autre que le poireau vinaigrette !

Grand-mère conseille

Faites macérer les feuilles de poireau dans du vinaigre pendant vingt-quatre heures. Puis appliquez ces feuilles en cataplasme. Les cors ramollis seront plus faciles à extirper.

Le saviez-vous ?

La coloration vert bleuté des feuilles du poireau s'intensifie avec le froid.

Lorsqu'on coupe une feuille de poireau, il se dégage une forte odeur, similaire à celle de l'ail ou encore de l'oignon. C'est normal puisqu'ils appartiennent tous à la famille des alliacées. Cette odeur provient de composés soufrés qui se forment dès que les cellules végétales sont lésées. C'est un moyen de se défendre contre l'attaquant !

Courbatures

Les courbatures se traduisent par une douleur musculaire qui apparaît après l'exercice et qui peut durer entre vingt-quatre et quarante-huit heures. Elles sont principalement dues à des micro-traumatismes entraînant une atteinte des cellules musculaires et la rupture des petits capillaires sanguins ; une accumulation de déchets (acidité, ammoniaque…) dans le muscle. Mais elles ne sont pas une fatalité ! En effet, l'alimentation joue le rôle d'éponge en se débarrassant des toxines responsables de ces courbatures. Les meilleurs aliments tampons se trouvent dans les laitages maigres (fromage blanc, yaourt, lait) : ils neutralisent le trop-plein d'acide accumulé. Les agrumes et la plupart des légumes participent aussi à la neutralisation des acides mais la championne toutes catégories est notre bonne vieille patate ! Enfin, boire reste indispensable : cela permet d'éliminer les toxines et d'éviter la déshydratation.

La cerise

Le temps des cerises est court alors profitez-en pour en faire une cure ! Surtout si vous faites partie de ces sportifs qui souffrent de courbatures au lendemain d'une course trop longue. En effet, une étude montre que les cerises agissent en prévention et dans le soulagement des symptômes musculaires induits par l'exercice physique.

Le saviez-vous ?

Une étude parue dans le *Journal of nutrition* indique que manger quarante-cinq cerises par jour réduit la concentration des marqueurs de l'inflammation et les symptômes musculaires dus à un exercice physique trop éprouvant. Très riches en antioxydants (flavonoïdes et anthocyanes), les cerises soulagent les symptômes inflammatoires. « La perte musculaire consécutive à l'exercice et à la douleur pour les quatre jours après l'exercice est de 22 % avec le placebo, alors qu'elle est de 4 % avec le jus de cerise », soulignent les auteurs de cette étude. Ils indiquent donc que les cerises minimisent efficacement les symptômes musculaires douloureux induits par l'exercice physique.

La camomille

L'usage le plus insolite que l'on puisse faire d'une infusion de cette herbe consiste à s'en laver les mains pour avoir des chances de gagner aux cartes. Info ou intox, à vous de voir !

En revanche, une information dénuée d'intox, venue tout droit du médecin grec Dioscoride (né 40 ans après J.-C.), révèle que la camomille agit contre les courbatures. En effet, son huile essentielle, riche en chamazulène, possède des propriétés anti-inflammatoires. En résumé, la camomille a plus de chances de satisfaire les sportifs que les joueurs de cartes !

Grand-mère conseille

Faites une décoction de camomille en plongeant 500 g de plante dans 1 l d'eau froide. Portez à ébullition puis laissez bouillir quinze minutes. Versez cette décoction dans votre bain et délassez-vous !

L'eau

Pourquoi l'eau doit être le carburant du sportif ?

Un exercice physique soutenu fait transpirer. La transpiration permet de refroidir la température corporelle en évacuant de l'eau. Malheureusement, cette perte hydrique peut s'accompagner d'une déshydratation entraînant avec elle une baisse des performances. Eh oui, une perte de 4 % d'eau diminue vos performances de 40 % ! Voilà pourquoi boire pendant l'effort doit devenir un réflexe. En outre, l'eau débarrasse le corps des toxines accumulées par des excès de tout ordre comme les courbatures (acide lactique), les excès alimentaires (toxines), la nervosité et le stress.

La boisson idéale du sportif contient différents ingrédients : du sodium pour mieux absorber l'eau et mieux la retenir, des sels minéraux pour compenser les pertes dues à la transpiration, et un peu de glucides (4 à 8 % soit environ la moitié d'un soda ou d'un jus de fruits classique). Attention, celle-ci ne doit pas être trop sucrée, cela provoquerait des douleurs abdominales. Choisissez une boisson non pétillante car les boissons gazeuses peuvent provoquer des douleurs également. Évidemment, tout ceci est surtout valable pour les efforts intenses et/ou de longue durée. Si vous faites de la marche, vous n'aurez pas besoin d'un supplément de glucides. Il vous faudra juste vous réhydrater en buvant un peu d'eau régulièrement.

Grand-mère conseille

Prévoyez 200 à 250 ml d'eau par quart d'heure pour une activité soutenue (course, fitness, vélo à un rythme soutenu...) et entre 100 et 200 ml par quart d'heure pour des activités moins intenses (marche, nage lente, vélo de loisirs...).

La pomme de terre

La pomme de terre n'est certainement pas l'aliment favori du sportif et pourtant elle lui serait d'un grand secours ! Elle contient une substance qui détend les tissus et atténue leur inflammation. Choisissez de préférence la pomme de terre nouvelle (récoltée entre mai et juillet) car elle est riche en potassium et magnésium, deux sels minéraux qui jouent un rôle majeur dans la contraction et le relâchement musculaire.

Alors pour ceux qui craignent d'être évincés de la course, la pomme de terre vous mettra sur le droit chemin !

Grand-mère conseille

Légume du sportif : la pomme de terre nouvelle à la vapeur. Eh oui, un vrai sportif évite les graisses, en principe !

D

Démangeaisons
Dents
Diarrhée
Digestion difficile

Démangeaisons

Dartres, eczéma, mycose, dermatose... autant d'affections de l'épiderme qui donnent une envie irrésistible et insoutenable de se gratter. Voici quelques remèdes pour venir à bout des démangeaisons.

Le bicarbonate de soude

Ce sel a la propriété de dissoudre les sécrétions grasses de la peau et d'inhiber les démangeaisons.

Grand-mère conseille

Contre les démangeaisons, prenez un bain dans lequel vous mettez 225 g de bicarbonate de soude et autant d'amidon.

Le saviez-vous ?

L'amidon est émollient, il atténue les inflammations et lutte contre les irritations cutanées.

La camomille

Réputée pour ses vertus calmantes et relaxantes, elle agit de la même façon sur notre peau en atténuant les démangeaisons. Les traces de chamazulène qu'elle contient calment les irritations, la douleur et diminuent les effets inflammatoires.

Grand-mère conseille

Plongez 30 g de fleurs de camomille séchées dans 1 l d'eau puis laissez bouillir une dizaine de minutes. Utilisez cette décoction en compresses sur les zones de démangeaisons pendant une vingtaine de minutes.

Le vinaigre

Le vinaigre de cidre, dont le pH est très proche de celui de la peau, soulage la plupart des irritations cutanées. Un « deux en un » car il limitera aussi votre transpiration.

Grand-mère conseille

Vous pouvez appliquer le vinaigre pur sur la peau ou bien le diluer dans l'eau de votre bain.

Dents (soins des)

Une bonne hygiène dentaire est indispensable pour conserver des dents saines et blanches. Il est donc recommandé de se laver les dents après chaque repas et de consulter un dentiste au moins une fois par an. Si vous ne faites rien, vous laissez s'installer la plaque dentaire qui se transformera, petit à petit, en tartre. Cette source de bactéries va favoriser la survenue des caries et la formation de la gingivite (inflammation de la gencive). Son élimination est donc indispensable d'autant plus qu'à terme, la gingivite entraîne un déchaussement des dents puis leur chute. Pas de panique, grand-mère nous sauve la mise, enfin, celle de nos dents !

Le bicarbonate de soude

Ce n'est qu'à partir du XIXe siècle que les pâtes dentifrices font leur apparition, autant vous dire que nos aïeux n'ont pas attendu tout ce temps pour sourire sans complexe... Avec le bicarbonate : à vous dents blanches, à d'autres la mauvaise haleine !

Grand-mère conseille

Rien de plus simple : il suffit de se brosser les dents avec du bicarbonate de soude. Mettez-le directement sur la brosse à dents, seul ou avec votre dentifrice habituel qui atténuera le goût salé du bicarbonate.

Le clou de girofle

Le clou de girofle était connu des Chinois pour ses propriétés médicinales trois siècles avant notre ère. De nos jours, le clou de girofle a fait son entrée dans les cabinets dentaires. Les dentistes s'en servent comme anesthésique local. En effet, il contient 60 à 90 % d'eugénol qui lui confère des propriétés anti-inflammatoires, antidouleurs et antiseptiques.

Grand-mère conseille

Dans certaines régions du monde, on mâche un clou de girofle pour améliorer l'haleine et prévenir les infections dentaires. Pour calmer les maux de dents, on applique sur la dent douloureuse un clou de girofle écrasé.

Le savon de Marseille

Le savon de Marseille est utilisé essentiellement pour l'hygiène du corps. Les modalités de fabrication à base de 72 % d'acide gras (provenant d'un mélange d'huiles et de soude) ont été fixées par Colbert au XVIIe siècle. Au XIXe siècle, Marseille cartonne avec près de quatre-vingt-dix savonneries et l'industrie du savon connaît son apogée en 1913 avec près de 180 000 tonnes produites. Après 1950, l'arrivée des détergents de synthèse signe son déclin. Dans la région marseillaise, seules trois savonneries continuent à fabriquer du savon selon les préceptes d'origine. On connaît ce savon pour maintenir une hygiène corporelle parfaite mais il peut également rivaliser avec les meilleurs dentifrices du moment. En effet, la soude caustique qu'il contient permet de combattre les infections.

Grand-mère conseille

Frottez la brosse à dents sur le savon de Marseille puis lavez vos dents. Sourire éclatant garanti !

Le sel

Le sel est utilisé depuis la Préhistoire comme condiment et moyen de conservation des aliments. Et comme le sel fut longtemps la seule façon de conserver les aliments, il devint un élément stratégique. Ainsi, en France, un impôt sur le sel a vu le jour au Moyen Âge : la gabelle. Heureusement, certains ont mis leur grain de sel dans cette arnaque populaire et elle fut abolie en 1790 !

Depuis que l'impôt sur le sel est révolu, il semblerait que les Français se soient vengés sur le sel ! Selon un rapport de l'Inserm, ils absorbent en moyenne 10 g de sel par jour, alors qu'il faudrait se contenter de 6 à 7 g quotidiennement.

Depuis, son usage s'est diversifié puisqu'on l'emploie certes comme condiment mais aussi comme dentifrice. Riche en cuivre, or, nickel, chlorure de sodium, magnésium et en iode, il stimule aussi l'organisme.

Grand-mère conseille

Le sel comme dentifrice. Le sel marin tonifie les gencives et nettoie parfaitement les dents.

Le saviez-vous ?

Le sel (riche en chlorure de sodium) agit sur la tension. Absorbé en trop grande quantité, il contribue à l'élévation de la pression artérielle et donc à l'augmentation du risque d'accidents cardio-vasculaires. L'abus de sel est donc tout à fait déconseillé aux personnes souffrant d'hypertension artérielle.

Le thé

14 000 tasses à la seconde dans le monde : le thé est la boisson la plus bue après l'eau. En France, cette tendance n'est pas suivie puisque nous consommons seulement 150 g de thé par an et par habitant contre 3 kg en Irlande. Le *tea time* reste un rituel outre-manche !

Riche en fluor (0,1 mg par tasse de thé), le thé agit dans la prévention des caries. Le fluor protége les dents en renforçant l'émail et en empêchant certaines bactéries de favoriser les caries. Alors, vous aussi, adoptez le *tea time !*

Grand-mère conseille

En prévention des caries, buvez du thé chinois, de préférence, car il possède deux fois plus de fluor que les thés indiens.

Le saviez-vous ?

Pour préparer le thé, choisissez l'eau la plus neutre, la plus pure, sans goût ni odeur.

Optez pour un thé de qualité avec les feuilles et non pour une poussière de thé que vous trouvez dans les sachets de supermarché.

Prenez une théière en porcelaine ou en terre. Dans une théière en terre, il faut toujours mettre le même thé car elle se culotte et conserve le goût du thé.

Ne faites pas bouillir votre eau. En effet, portée à ébullition, l'eau tue le thé et dénature les saveurs. Le *tea time* a sonné !

Le thym

Le thym est un allié de notre cavité buccale. Il lutte contre les gingivites, les caries et la plaque dentaire. Pour afficher un sourire hors pair, n'hésitez pas à en faire un ingrédient fétiche : dans vos plats mais aussi vos boissons !

Grand-mère conseille

Faites un bain de bouche au thym. Pour cela, plongez une cuillère à café de thym dans 250 ml d'eau bouillante. Laissez infuser dix minutes avant de filtrer.

Pour assainir l'atmosphère de votre intérieur, versez quelques gouttes d'huile essentielle de thym dans un diffuseur.

Le saviez-vous ?

Le thymol agit sur les membranes cellulaires des bactéries et inhibe gingivite, carie dentaire et plaque dentaire.

Diarrhée

C'est l'émission fréquente de selles plus ou moins liquides. Elle se produit quand notre intestin n'absorbe plus suffisamment les aliments digérés et les liquides et produit lui-même des sécrétions qui rendent les fèces molles ou bien lorsque le transit intestinal est accéléré.

La gastro-entérite, une intoxication alimentaire ou une intolérence alimentaire peuvent être à l'origine de la diarrhée. Chez les nourrissons, la diarrhée est une urgence médicale car le risque de déshydratation est réel.

Dans les autres cas, il faut aller consulter un médecin si la diarrhée perdure au-delà de trois jours, si elle s'accompagne d'une forte fièvre ou s'il y a des traces de sang dans les selles. En attendant, certains aliments sont conseillés comme le coing, la pomme, le riz, la banane. En revanche, évitez pendant un temps les produits laitiers, les fruits, les épices, les aliments riches en gras et en fibres. Enfin, buvez jusqu'à 2 l d'eau par jour pour échapper à une déshydratation.

Le coing

Don Quichotte, dans le roman de Cervantès, connaissait déjà les vertus du coing pour faciliter la digestion. La littérature a toujours une part de vérité ! En effet, les fibres (elles dépassent 6 g/100 g contre 2 g/100 g dans les autres fruits) et les tanins du coing en font un antidiarrhéique très efficace.

Grand-mère conseille

Faites bouillir 3 coings dans 1 l d'eau pendant trente minutes. Filtrez et buvez régulièrement. En compote, ajoutez 15 g de sucre pour 100 g de fruits. Vous pouvez également manger de la gelée de coing ou bien des pâtes de fruit, un régal !

Le riz

Pendant des milliers d'années, le riz a été l'alimentation de base en Asie du Sud et en Orient. On pense que les Chinois ont commencé à manger du riz il y a 5 000 ans. Aujourd'hui plus d'un milliard d'humains se nourrissent presque exclusivement de riz. D'ailleurs, dans certaines langues, le mot « manger » veut dire « manger du riz ». Le riz complet est un aliment idéal car il est riche en fibres, magnésium, potassium, vitamines et en amidon (70 %). En force, l'amidon permet la régulation du transit intestinal et l'eau de riz est vivement conseillée contre les diarrhées.

Grand-mère conseille

Mangez du riz et buvez l'eau de cuisson dans laquelle le riz dégorge son amidon.

Le saviez-vous ?

Plus le riz subit de transformations, plus il perd sa valeur nutritionnelle. Donc le riz brun est à préférer au riz blanc. En effet, il a toujours son son et son germe, ce qui le rend plus riche en fibres, en fer, en riboflavine, en potassium, en phosphore et en zinc que les autres riz. De plus, le riz brun est le seul qui contienne de la vitamine E. A contrario, le riz blanc a été raffiné, poli et contient beaucoup moins de fibres, de vitamines et de minéraux. Ce n'est presque que de l'amidon… Quoi qu'il en soit tous les riz sont les amis de notre transit intestinal !

Digestion difficile

Maux d'estomac, intestin irritable, troubles du transit sont les plaintes le plus souvent exprimées : sept Français sur dix en souffrent de manière intermittente ! Ces troubles sont souvent bénins mais cependant ils ne doivent pas être négligés car ils sont parfois l'expression d'une maladie plus grave comme l'ulcère. Leur persistance nécessite toujours une consultation médicale. Voici toute une brochette de remèdes qui aidera à digérer les symptômes ! Enfin pour un retour à un confort digestif, rien de tel que la mise au repos du système digestif. À la diète !

La camomille

Sa réputation se répand en Europe grâce à Charlemagne qui ordonne sa culture. Pourtant, il faut attendre le XVIe siècle pour qu'elle entre dans la pharmacopée française. Aujourd'hui, vingt-six pays l'ont intégrée dans leur pharmacopée et l'utilisent pour traiter les troubles digestifs. D'ailleurs, la Commission européenne et l'OMS reconnaissent son usage médicinal pour traiter les spasmes et les inflammations du tube digestif, les ballonnements et les flatulences.

Grand-mère conseille

Pour faciliter la digestion, rien de tel qu'une infusion de camomille. Versez 2 à 3 cuillères à café de fleurs de camomille par tasse d'eau bouillante. Laissez infuser quinze minutes et buvez-en deux à trois tasses par jour.

Le saviez-vous ?

La camomille peut aussi aider à prévenir les ulcères d'estomac. En effet, les fleurs de camomille contiennent environ 10 % de mucilages qui apaiseraient les irritations des muqueuses gastriques.

La chicorée

On connaît la chicorée torréfiée qui peut parfois faire office de café mais elle ne trompera jamais les fins amateurs d'arabica ou de robusta !

Si ce n'est qu'à la fin du XVIIIe siècle que la chicorée torréfiée envahit les tasses françaises, les vertus médicinales de la fleur sont déjà connues chez les Grecs, deux cents ans avant notre ère. Ils la surnommaient « l'amie du foie ». Très riche en inuline, la chicorée est désormais réputée pour faciliter la digestion. L'inuline stimule la croissance et l'activité de la flore intestinale, très utile pour la prévention ou le traitement de certains problèmes digestifs.

Grand-mère conseille

En décoction, faites bouillir 100 g de chicorée fraîche dans 1 l d'eau pendant dix minutes puis buvez-en deux à trois tasses par jour.
Il existe également de la chicorée sous forme de gélules. Enfin, la chicorée sauvage peut se consommer dans vos assiettes : elle ornera vos plats d'un bleu étincelant tout en facilitant la digestion du menu. Effet « deux en un » garanti ! Plus connues, l'endive, la trévise, la scarole, la puntarelle sont toutes des chicorées que vous dégusterez en salade.

Le fenouil

Depuis l'époque des Pharaons, le fenouil est reconnu en tant que stimulant digestif. C'est dire la notoriété de ce remède ! En effet, outre sa capacité à stimuler la digestion, il calme les spasmes et les douleurs abdominales (gastrite, colite). Il permet aussi d'éviter la formation des gaz intestinaux en bloquant le processus de fermentation des aliments. Il nous libère des ballonnements, des lourdeurs et des aérophagies !

Vous pouvez également mâcher des graines de fenouil ou prendre des gélules.

Grand-mère conseille

En décoction, versez une cuillère à café de graines de fenouil et l'équivalent d'une tasse d'eau dans une casserole. Faites chauffer puis laissez bouillir deux minutes. Filtrez puis buvez un quart d'heure avant le repas ou une heure après.

Le saviez-vous ?

Le fenouil exerce une action carminative (qui favorise l'expulsion des gaz intestinaux), spasmolytique (qui supprime les spasmes) et une action antimicrobienne.
Attention à ne pas en abuser ! Il est recommandé de ne pas prendre plus de 7 g de graines de fenouil par jour de façon prolongée sans avis de votre médecin.

La mélisse

La mélisse fait partie de la pharmacopée universelle depuis la Grèce antique mais n'a été introduite en France qu'au Moyen Âge. Depuis, de nombreuses études ont montré qu'elle apaise les troubles qui ont une origine nerveuse comme les spasmes intestinaux.

Grand-mère conseille

Contre le stress et les spasmes intestinaux, faites une infusion. Versez 3 g de feuilles séchées dans 1,5 l d'eau bouillante. Buvez-en trois fois par jour. On connaît également l'eau de mélisse des Carmes, créée en 1611 par les religieux. De nos jours, elle est fabriquée par un laboratoire pharmaceutique suivant la recette originale.

Le romarin

Le romarin utilisé depuis toujours comme aromate a plus d'un tour dans son sac ! Un adage dit que le romarin est à l'esprit ce que la lavande est à l'âme. Les Grecs le portaient en couronne pour stimuler l'activité cérébrale et améliorer la mémoire. Si l'effet de la couronne reste à démontrer, l'huile essentielle de romarin, en revanche, semble être plus efficace !

Riche en flavonoïdes, camphre, cinéol, bornéol et alphapinène, le romarin permet de lutter contre les spasmes intestinaux et de réduire les ballonnements. En outre, il active la sécrétion de la bile et accélère son élimination ainsi que la digestion.

Acteur du bouquet garni, le romarin est aussi acteur de notre bien-être.

Grand-mère conseille

Contre les troubles digestifs, faites bouillir 50 g de romarin dans 1 l d'eau. Laisser infuser dix minutes puis buvez-en une tasse après chaque repas. Prenez deux gouttes par jour d'huile essentielle de romarin sur un sucre.

Le safran

Paella et bouillabaisse en raffolent ! Le safran est une épice incontournable depuis au moins 3 000 ans mais il déserte parfois certains plats en raison de son coût très élevé. En effet, il faut 150 000 fleurs de *crocus sativus* pour produire 1 kg de safran sec. À raison de 5 euros le gramme, on comprend pourquoi on ne l'utilise pas à toutes les sauces et que seuls quelques mets lui sont réservés !

Et si vous avez du mal à digérer le prix, cela tombe plutôt bien : le safran, à la fois analgésique et tonique, est recommandé en cas de digestion lente ou difficile.

Grand-mère conseille

En infusion, procurez-vous des crocus sativus et prélevez une quinzaine de stigmates par tasse d'eau bouillante. Laissez infuser dix minutes et buvez-en une tasse par jour.

Le saviez-vous ?

Si aujourd'hui, l'Espagne est l'un des plus gros exportateurs de safran, la France a, elle aussi, connu ses heures de gloire. En effet, du XVIe au XIXe siècle, la ville de Boynes (entre Beauce et Gatinais) fut la capitale mondiale du safran. Les bulbes du crocus entraient dans les dots de mariage et le safran avait même son carnaval ! Malheureusement, des hivers rigoureux ont conduit le safran à sa décadence. Coup de grâce : le dernier champ de crocus a disparu en 1930. Depuis 1988, l'association Les safraniers du Gâtinais s'est remise à la production de « l'or végétal ». Heureuse initiative ! D'ailleurs, pour ceux et celles qui veulent en savoir plus, la ville de Boynes vous ouvre les portes de son musée du safran.

La sauge

La sauge était une des plantes salvatrices du Moyen Âge. Reconnue par les Chinois, ces derniers n'hésitaient pas à échanger 7 kg de feuilles de thé les plus précieuses contre 1 kg de feuilles de sauge. Les médecins l'utilisaient pour traiter les douleurs gastro-intestinales notamment. Et si les Chinois faisaient du troc pour se fournir en sauge car c'était une denrée rare, rassurez-vous, cette époque est révolue : on la trouve partout !

Grand-mère conseille

En infusion, versez 1 cuillère à café de feuilles de sauge par tasse d'eau bouillante et laissez infuser dix minutes. Buvez-en trois tasses par jour. Il existe également des gélules.

Le saviez-vous ?

La richesse de la sauge en flavonoïdes lui confère des propriétés antispasmodiques et relaxantes sur les muscles de l'intestin et de l'estomac.

E

État dépressif

État dépressif

D'humeur maussade, fatigué, vous vous isolez en attendant des jours meilleurs. Attention, vos coups de blues trop fréquents cachent peut-être un état dépressif. La dépression est l'un des troubles psychologiques les plus fréquents en France. Le taux de dépressifs y atteint 14,9 %, touchant inégalement les deux sexes. Selon des études, 10 à 25 % des femmes et 5 à 12 % des hommes risquent de présenter une dépression majeure au cours de leur vie. Décidément, les statistiques ne sont pas en la faveur de la gent féminine !

Il existe des aliments aux vertus « antidépressives » du fait de leurs compositions : les aliments riches en sérotonine (ananas, avocat, banane plantain, noix...), les aliments riches en tryptophane (brocoli, carotte, chou-fleur...), ceux riches en oméga 3 (poisson gras), mais aussi le chocolat et les vitamines B3, B6, B9 et B12. Votre assiette vous fera voir la vie en rose !

Le chocolat

Merci Hernan Cortes ! C'est à ce conquistador que l'on doit l'arrivée du chocolat en Europe au XVIe siècle. Il pénétra à la cour du roi Louis XIII lors de son mariage avec Anne d'Autriche mais il fallut attendre le XIXe siècle pour voir le chocolat réellement se démocratiser. Aujourd'hui un Français consomme environ 5 kg de chocolat par an, soit deux tablettes par mois ! On est plutôt raisonnable... surtout quand on connaît les bienfaits qu'il nous procure. Dans la civilisation aztèque, cet aliment avait la réputation de donner des forces et de soigner certaines maladies. Aujourd'hui, il est avant tout une gourmandise qu'on met à l'honneur à Noël et à Pâques. Il joue aussi un rôle d'antidépresseur car il regorge de magnésium (déficient chez les dépressifs) : 110 mg pour 100 g de chocolat noir, soit un tiers de nos besoins quotidiens. Il renferme de la sérotonine qui est un neuromédiateur antidépresseur ainsi que de la caféine et de la théobromine qui ont des effets psychostimulants. Plus aucune raison de se priver...

Grand-mère conseille

À croquer, préférez le chocolat noir (500 kcal aux 100 g) qui reste moins gras et moins calorique que le chocolat au lait ou, pire encore, que le chocolat blanc.

Pour les gourmands, voici une recette traditionnelle du chocolat chaud

Pour 6 personnes

75 cl de lait, 50 cl d'eau, 20 g de cacao en poudre, 250 g de chocolat amer extra bitter et la moitié d'une gousse de vanille.

Versez le lait puis l'eau, la vanille et le cacao dans une casserole. Faites chauffer, ajoutez le chocolat en morceaux et remuez. Lorsqu'il commence à frémir, baissez le feu et laissez cuire pendant cinq minutes. (Extrait du livre Le Chocolat *de Robert Linxe.)*

Le saviez-vous ?

Des études récentes montrent que deux carrés de chocolat noir par jour réduiraient la tension artérielle. En effet, la pression artérielle est plus basse chez ceux qui consomment davantage de chocolat et surtout le risque de mortalité d'origine cardio-vasculaire et de mortalité toutes causes confondues est diminué de moitié chez ceux qui consomment beaucoup de chocolat par rapport à ceux qui en consomment très peu. Décidément, le chocolat a la cote, pour notre plus grand plaisir !

Le millepertuis

Vers la fin du Moyen Âge, on considérait le millepertuis comme une plante capable de chasser les « mauvais esprits » et ses sommités fleuries servaient à traiter l'anxiété et la dépression. Le temps a confirmé ces vertus puisqu'aujourd'hui, cette plante est reconnue pour lutter contre la dépression légère notamment. Ne laissez pas votre esprit sombrer dans les abysses !

Attention, l'utilisation du millepertuis nécessite un avis médical : il interfère notamment avec les contraceptifs, les médicaments contre les rejets des greffes ainsi que ceux contre le sida.

Grand-mère conseille

Pour que le millepertuis soit efficace, il faut faire macérer les fleurs dans l'alcool et laisser s'évaporer le liquide. Il est également disponible sous forme de dragées ou de gouttes en pharmacie.

Le saviez-vous ?

Une étude a comparé l'extrait de millepertuis à l'imipramine, un médicament utilisé dans le traitement de la dépression. Les chercheurs ont conclu que l'hypericum (contenu dans le millepertuis) est aussi efficace et mieux toléré que l'imipramine.

Les poissons gras

Les poissons gras donnent le moral ! L'explication est simple, enfin presque. Chez les patients qui souffrent de dépression, les cytokines sont très élevées. Leur niveau est modulé par des graisses : les oméga 6 en excès les font monter et les oméga 3 les font baisser. On comprend donc tout l'intérêt des oméga 3 pour lutter contre un état dépressif. Et les poissons gras alors ? Ils sont tout simplement très riches en oméga 3. C.Q.F.D. !

Grand-mère conseille

Au menu saumon, maquereau, sardine... Idéalement, vous devez respecter un rapport de 5 entre l'apport d'oméga 6 et d'oméga 3. Pour 2 g de poisson gras consommés, il faudra apporter à votre organisme 10 g d'huile de maïs, de tournesol ou de pépin de raisin (riches en oméga 6).

Le saviez-vous ?

L'existence d'un lien entre la dépression et un taux trop bas d'oméga 3 dans l'organisme est suggérée par plusieurs études. Par exemple, certaines concluent que les patients déprimés ont des réserves plus faibles en oméga 3 que les sujets normaux. À la pêche !

F

Fatigue physique
Fatigue intellectuelle

Fatigue physique

La France est fatiguée : près de 50 % de ses habitants se plaignent d'être fatigués. La fatigue est souvent inhérente à notre mode de vie. Surmenage, insomnie et stress sont les principaux fautifs. Mais la fatigue peut parfois cacher d'autres causes : troubles endocriniens, mononucléose, carences alimentaires... C'est pourquoi une fatigue persistante doit vous amener à consulter un médecin.

La gelée royale

La gelée royale est la sécrétion salivaire des ouvrières destinée à l'alimentation des larves et de la future reine. La reine qui s'en nourrit exclusivement, est beaucoup plus grosse que les abeilles et vit cinq ou six ans contre quarante-cinq jours pour les abeilles. Si la gelée royale ne garantit pas une durée de vie plus longue à quiconque la consomme, elle est en revanche très fortifiante. Elle contient tous les acides aminés essentiels, des minéraux, des oligoéléments, des vitamines (surtout du groupe B). Cette composition royale augmente le tonus, provoque un regain d'activité général, stimule les défenses naturelles et accroît la résistance de l'organisme à la fatigue.

Vous aussi, prenez-vous pour une reine !

Grand-mère conseille

Prenez une cuillère de gelée royale tous les matins. Vous pouvez également trouver de la gelée royale sous forme lyophilisée, ce qui représente le meilleur conditionnement car tous les principes actifs sont conservés de façon optimale.

Le ginseng

Remède universel dans tout l'Extrême-Orient, le ginseng est reconnu comme le meilleur des traitements anti-fatigue. C'est un adaptogène majeur par ses capacités à améliorer les performances physiques et intellectuelles. Il est l'une des rares plantes à entrer dans la pharmacopée officielle : le ginseng est reconnu comme un véritable médicament utilisé « dans le traitement symptomatique de certaines fatigues ». Ses grandes indications, outre la baisse de libido, sont les fatigues physiques, intellectuelles, la déprime, la préparation de l'organisme à une période difficile comme la surcharge de travail...

Grand-mère conseille

Bouclier contre toutes les fatigues, c'est une épice que vous pouvez consommer à toutes les sauces. Le ginseng sert d'assaisonnement à raison de trois pincées par personne. Vous pouvez également mesurer toute son efficacité en le consommant sous forme de gélules.

Le kiwi

Contre la fatigue, rien de tel que le kiwi ! Groseille de Chine ou souris végétale, ses noms de scène signent la célébrité de ce fruit. Le kiwi fait partie des dix fruits préférés des Français. Et en plus d'émoustiller nos papilles, ses propriétés antioxydantes contribuent à prévenir l'apparition des maladies liées au vieillissement. Raison de plus pour le porter au-devant de la scène ! En outre, si le kiwi est un champion d'autodéfense contre les agressions extérieures (les 1 500 kiwiculteurs français utilisent très peu de produits phytosanitaires), ce fruit est aussi une arme à privilégier dans notre lutte perpétuelle contre les effets du vieillissement.

Grand-mère conseille

À manger sans modération. Ce n'est qu'en juin et juillet que le kiwi se fait plus rare chez le primeur.

Le saviez-vous ?

Sa forte teneur en vitamine E (six fois plus que la pomme) a une action antioxydante qui protège la plupart des tissus ainsi que le système cardio-vasculaire. En outre, l'action antioxydante des vitamines et des oligoéléments est renforcée par les polyphénols.

Des chercheurs californiens soutiennent que les kiwis ont un pouvoir antioxydant, certes mais qu'il est plus grand encore pour les kiwis bio. Ils ont montré que les kiwis bio ont 18 % de polyphénols en plus par rapport aux kiwis classiques et que l'activité antioydante est 27 % plus élevée dans les kiwis bio.

L'orange

Il serait totalement désuet d'offrir une orange en guise de cadeau de Noël et pourtant, autrefois, symbole de luxe et de richesse, il en était ainsi.

Riche en vitamine C (53 mg/100 g : une orange permet de couvrir pratiquement l'apport quotidien recommandé), elle nous aide à lutter contre la fatigue et les infections hivernales. La santé n'est-elle pas le meilleur des cadeaux ?

Grand-mère conseille

Le jus d'orange pressée est très riche en vitamine C mais craint la lumière, l'oxydation de l'air et la chaleur, donc buvez-le immédiatement pour profiter de toutes ses vertus ! Contre les infections hivernales, versez dans une tasse le jus d'une orange, un verre à liqueur de rhum et deux morceaux de sucre. Remplissez la tasse d'eau bouillante et buvez bien chaud avant de vous coucher. Recette gitane contre la grippe : buvez 4 l de jus d'orange pressée par jour !

Le pollen

Ce n'est qu'au début du XXe siècle que les apiculteurs ont mis au point les techniques permettant de recueillir d'importantes quantités de pollen d'abeille. Aussi, si les vertus de la gelée royale et du miel sont reconnues depuis des millénaires, le pollen n'a pas un si long passé. En effet, il n'y a que quelques décennies qu'on s'intéresse de plus près aux propriétés tonifiantes du pollen. Car s'il constitue l'alimentation de base des abeilles, il devrait être également un composant élémentaire de notre quotidien. En effet, il contient vingt acides aminés dont notre organisme a besoin sur vingt-deux, avec une concentration sept fois supérieure à celle de la viande, des œufs ou encore du fromage. Également riche en vitamines, sels minéraux, il régularise le transit et agit contre la fatigue passagère.

Grand-mère conseille

Prenez 2 à 4 cuillères à café par jour de pollen que vous pouvez accompagner de miel pour améliorer le goût. Surtout, ne le faites pas cuire, cela anéantirait l'essentiel de ses produits actifs.

La pomme

Ce n'est pas Adam mais un homme du Néolithique qui, le premier, apprécia les variétés comestibles produites par le pommier, apparu sur terre voici 80 millions d'années. Aujourd'hui, elle est répandue sur tous les continents. Champion toutes catégories, c'est le premier fruit acheté. Elle représente 22,6 % de parts de marché contre 12,3 % pour les oranges et 12,2 % pour les bananes.

Reinette, Granny smith, Gala, Canada... il existe plus de 20 000 variétés de pommes cultivées dans le monde. Chaque année, 60 millions de tonnes sont produites dont 2 millions en France.

Outre, cette célébrité planétaire, on lui prête de nombreuses vertus. D'ailleurs, selon un vieil adage, « une pomme par jour éloigne le médecin pour toujours ». Si seulement c'était vrai !

Riche en vitamines (B, C, PP…), en minéraux (calcium, fer, magnésium…), c'est le fruit idéal pour pallier les petits coups de pompe.

Grand-mère conseille

Contre les coups de pompe, croquez dans une pomme avec sa peau ! En effet, une étude a évalué que le pouvoir antioxydant et la teneur en vitamine C de la pelure sont de deux à six fois plus élevés que ceux de la chair.

Le chou

Inventé par l'homme à partir de plusieurs espèces de choux sauvages, il a été décliné en plusieurs légumes comme le radis, le navet, le brocoli, le chou-fleur, le chou de Bruxelles. Le chou proprement dit possède de nombreuses propriétés. D'ailleurs, si le scorbut marin a été vaincu, c'est grâce à la choucroute (très riche en vitamine C) que les marins consommaient. Dépuratif, antibiotique naturel, riche en vitamines (A, B, C, PP et D), en oligoéléments (phosphore, calcium fer, cuivre…), le chou redonne tonus et vitalité aux personnes qui souffrent de fatigue passagère.

Grand-mère conseille

Contre la fatigue, mangez du chou ! Il est conseillé de le manger cru plutôt que cuit car le chou cuit agit comme une bombe à retardement en perdant ses propriétés au bout de vingt-quatre heures.

Fatigue intellectuelle

Troubles de la mémoire, difficultés de concentration sont autant de symptômes qui signalent une fatigue intellectuelle. Grand-mère a certains secrets pour redonner un coup de fouet à nos neurones et heureusement pour nous, sa mémoire ne lui fait pas défaut. Preuve de leur efficacité ! (Si vous constatez une dégradation importante et rapide de la mémoire au-delà de 50 ans, une consultation spécialisée peut être nécessaire pour diagnostiquer un éventuel début de maladie d'Alzheimer.)

Le café

Le kawa, le petit noir... Qui n'a jamais pris un café au petit déjeuner pour se réveiller ou même tout au long de la journée pour pallier les coups de pompe ? L'usage du café comme boisson stimulante viendrait d'Éthiopie. La caféine allonge, en effet, la durée de vigilance et retarde l'apparition de la sensation de fatigue lors des tâches intellectuelles. Elle diminue l'intensité et la durée des migraines en exerçant une constriction des vaisseaux sanguins du cerveau.

Le café, un rituel qui n'a pas fini de s'étendre quand on sait la quantité de travail qui reste à faire... 12 000 tasses de café sont bues à la seconde sur l'ensemble de la planète, personne n'est épargné ! D'ailleurs le café est la seconde marchandise échangée dans le monde, derrière le pétrole !

En France, nous sommes 60 % à en boire, portant ainsi l'hexagone au neuvième rang mondial (avec presque 6 kg par an et par habitant).

Grand-mère conseille

Trois tasses de café par jour, c'est la dose conseillée.

Le saviez-vous ?

Le taux de caféine que vous trouverez dans votre tasse dépend du type de café et de son mode de préparation. En effet, un café filtre de 150 ml en contient entre 50 et 175 mg, alors qu'un café soluble n'en contient plus qu'entre 35 et 110 mg.
Lors de la préparation d'un café, la caféine apparaît en dernier. Donc, contrairement à une idée reçue, un expresso allongé sera plus excitant qu'un café serré. Le taux de caféine dépend aussi du type de café. L'arabica contient plus de saveur et moins de caféine que le robusta. En résumé, pour les acharnés de travail, demandez un robusta allongé !

Le ginkgo biloba

Le ginkgo est le dernier représentant de la plus vieille espèce d'arbre au monde (200 millions d'années). Originaire d'Asie, c'est le seul végétal à avoir survécu à l'explosion nucléaire d'Hiroshima. Invincible, il est élevé au rang de divinité au Japon et en Chine. Et pour cause, il a tant à nous apporter. En effet, des études ont montré un effet significatif sur la mémoire et les facultés d'apprentissage. Pas de doute : ce vénérable végétal ne veut surtout pas qu'on l'oublie !

Grand-mère conseille

En infusion, versez 10 g de feuilles sèches de ginkgo biloba par tasse d'eau bouillante puis laissez infuser dix minutes. Buvez-en deux à trois tasses par jour. Vous pouvez également bénéficier des effets du ginkgo sous forme de gélules à prendre trois fois par jour.

Le saviez-vous ?

Riche en principes actifs tels que les flavonoïdes, des flavones, ginkgolides, le ginkgo s'est révélé efficace pour soulager les problèmes de circulation. Ses actifs permettent de dilater les artères et augmentent la microcirculation. À ce jour, l'indication principale du ginkgo est l'insuffisance circulatoire cérébrale dont les symptômes sont les troubles de la mémoire, le manque de concentration. Il suffit de s'en souvenir !

Les poissons gras

Notre cerveau est composé en majeure partie de gras. En effet, nos cellules nerveuses sont entourées d'une gaine (myéline) composée de 70 % de lipides. Celle-ci protège les neurones et favorise les connexions entre eux. Voilà pourquoi on associe les bons gras (oméga 3) à un cerveau en pleine santé. Et, si je vous dis que les poissons gras regorgent d'oméga 3, vous savez ce qui reste à faire !

Grand-mère conseille

Pour doper votre cerveau, privilégiez le saumon, le maquereau, la sardine. Les compléments alimentaires d'huile de krill (huile de crevette polaire) apporteront aussi des oméga 3.

Le saviez-vous ?

De plus en plus d'études établissent un lien entre une grande consommation de gras végétaux (huile d'olive, de graines ou de noix) et d'oméga 3, et une réduction du déclin cognitif chez les personnes âgées.

L'asperge

Votre mémoire vous fait défaut ? L'asperge vous aidera à la retrouver, en partie... Faut pas rêver, non plus ! En effet, l'acide folique (vitamine B9) qu'elle contient améliorerait la mémoire et les capacités intellectuelles. Pour information, les aliments les plus riches en acide folique sont le foie, la levure, les germes de blé, les lentilles, le cresson, le cerfeuil...

Grand-mère conseille

Souvenez-vous que l'asperge est printanière : faites-en une cure, profitez-en pour la congeler aussi pour les longs mois d'hiver.

Le saviez-vous ?

« Nous avons montré qu'une supplémentation en acide folique durant trois ans permettait d'améliorer les performances sur des tests mesurant la vitesse de l'assimilation de l'information et la mémoire, des capacités que l'on sait diminuer avec l'âge », déclarent les chercheurs dans la dernière édition d'une revue scientifique (*The Lancet*).

G

Grossesse
Gueule de bois

Grossesse

Avec presque 816 000 naissances en 2007, la natalité n'a jamais été aussi importante en France depuis quinze ans. Si les grossesses se multiplient, ce n'est pourtant pas un long fleuve tranquille ! Neuf mois d'examens, de troubles en tout genre : nausées, fatigue, carences... Et neuf mois pendant lesquels l'alimentation doit être équilibrée pour une grossesse en pleine forme et un bébé en bonne santé. Par exemple, pour le bon développement du fœtus, certains aliments sont à privilégier comme les produits laitiers (pour l'apport de calcium, de vitamines A, B et D), les fruits et légumes (pour le fer et le magnésium). Sans oublier les viandes, les poissons, les œufs. Dernière information et non des moindres, l'alcool devra être proscrit totalement durant toute cette période. C'est un ordre ! En effet, l'alcool est responsable d'accouchements prématurés et de malformations. Bébé nous en fait voir mais c'est pour la bonne cause...

L'asperge

Originaire du pourtour méditerranéen, l'asperge était appréciée des Grecs et Romains de l'Antiquité, avant de connaître une longue éclipse. Elle est réapparue à la Renaissance en tant qu'aliment de luxe jusqu'au début du XIXe siècle. Heureusement, aujourd'hui, vous pouvez la déguster verte, violette ou blanche quand cela vous chante ! Et pour les femmes enceintes qui ont souvent des envies soudaines, faites en sorte que ce soit l'asperge ! Riche en acide folique, elle comblera une carence souvent recensée chez la femme enceinte.

Grand-mère conseille

C'est si bon : mangez-la comme légume. En infusion, versez la moitié d'une poignée de griffes par litre d'eau. Laissez bouillir quinze minutes et buvez-en deux tasses par jour. (La griffe est le nom donné à la plante entière, composée des racines et des tiges.)

Le saviez-vous ?

Ne vous étonnez pas d'une odeur assez forte de vos urines. L'asperge contient un composé soufré qui ne manque pas de vous rappeler ce que vous avez mangé...

Les poissons gras

Les poissons gras, riches en oméga 3, ont trois intérêts. Ces lipides sont essentiels pour le développement du système nerveux du fœtus, ils diminuent les naissances prématurées et enfin ils atténuent les risques de baby blues après l'accouchement. Alors plutôt que de se ruer sur des friandises en tout genre qui vous feront prendre du poids sans apporter d'intérêt nutritionnel, pensez au poisson et à votre bébé !

Attention dans le choix des poissons, il est conseillé de limiter la consommation de gros poissons prédateurs (espadon, marlin, thon...) pour éviter les contaminations au mercure. Évitez également les poissons crus, les sushis.

Grand-mère conseille

On peut conseiller des poissons gras (saumon, thon, sardine, hareng, maquereau) au moins deux fois par semaine. Et c'est un minimum !

Le saviez-vous ?

Des chercheurs ont étudié les effets d'une alimentation pauvre en poissons de mer. Selon leurs résultats, ce régime alimentaire constituerait l'un des facteurs de risque les plus importants d'accouchements prématurés et provoquerait des retards de croissance intra-utérine des fœtus. Le taux de prématurité était de 7,1 % dans le groupe ne mangeant jamais de poissons et de 1,9 % pour celles qui en consommaient au moins une fois par semaine.

Le fenouil

Grâce à ses propriétés œstrogéniques, le fenouil est un allié pour toutes les mamans qui allaitent leur bébé. Il agirait comme l'œstrogène (hormone de reproduction chez la femme) en stimulant la lactation.

Grand-mère conseille

En décoction, versez 1 cuillère à café de graines de fenouil et l'équivalent d'une tasse d'eau dans une casserole. Faites bouillir deux minutes. Filtrez puis buvez un quart d'heure avant le repas ou une heure après. Vous pouvez également mâcher des graines de fenouil ou prendre des gélules.

Gueule de bois

Nausées, sensation de soif, mal au crâne ? La « gueule de bois » signe une soirée trop arrosée. Auriez-vous oublié que l'alcool est toxique pour le corps ? Quand il est absorbé en trop grande quantité, les enzymes chargées de dégrader l'alcool sont dépassées. L'une de ces enzymes diffuse d'ailleurs un produit qui provoque les vomissements par sécrétion de la bile gastrique. Des études ont montré que les symptômes désagréables de la « gueule de bois » sont d'autant plus marqués que l'alcool consommé contient une proportion importante d'un alcool particulier, appelé méthanol. Au top 50 des alcools qui donnent la « gueule de bois » figurent par ordre décroissant le brandy, le vin rouge, le rhum, le vin blanc, le gin et la vodka. Par conséquent, une « cuite » à la vodka est censée être moins douloureuse qu'une au brandy. Enfin, si vous ne le saviez pas déjà : le meilleur moyen d'éviter la « gueule de bois », c'est de ne pas « lever le coude » trop souvent ! Pour récupérer, il faut attendre que le foie ait éliminé l'alcool à raison d'une heure par dixième de gramme. Aussi, le principal conseil est de boire beaucoup : eau minérale, tisanes, bouillons. Dans ce cas, le café est déconseillé car il est diurétique et accentue la déshydratation.

Le citron

Tequila, ti punch, gin-fizz... Autant de cocktails où citron et alcool font bon ménage. Parfois même, ils font des ravages : au mieux vous aurez une bonne « gueule de bois », au pire un coma éthylique. Contre la « gueule de bois », ces cocktails sont les meilleurs remèdes mais sans alcool, bien sûr !

Le citron et son écorce, riches en essence de citron et en acide citrique, activent l'élimination des toxines, purifient le système digestif et luttent contre les vomissements.

Grand-mère conseille

Coupez deux citrons en morceaux avec leur peau et faites-les bouillir dix minutes dans l'eau. Puis buvez ce cocktail tiède.

L'eau

Triste record ! La France reste parmi les plus gros consommateurs d'alcool dans le monde avec en moyenne 15,6 litres d'alcool pur par an et par habitant. Il est donc important de rappeler les seuils d'une consommation modérée : chez l'homme, trois verres d'alcool par jour maximum (soit 36 g d'alcool pur) ; chez la femme, deux verres d'alcool par jour maximum (soit 24 g d'alcool pur) ; et chez les femmes enceintes et les enfants : consommation zéro.

Enfin, vous consommez le même taux d'alcool (10 g), que vous buviez une coupe de champagne à 12° (10 cl), un verre de vin à 12° (10 cl), un verre de whisky à 40° (3 cl) ou bien une chope de bière à 5° (25 cl). Et si vous devez prendre la route, sachez qu'il faut une heure pour éliminer 0,15 mg/l d'alcool. Soit un peu plus de trois heures si vous avez bu 0,5 mg/l d'alcool, la valeur seuil du taux d'alcoolémie légal, à ce jour !

Le meilleur remède reste de boire de l'eau et sans modération ! En plus, elle évitera toute déshydratation intracellulaire provoquée par l'alcool qui occasionne des maux de tête caractéristiques des lendemains de fête.

Grand-mère conseille

L'alcool déshydrate ! Buvez de l'eau autant que possible pour réhydrater votre organisme.

H

Haleine (mauvaise)
Hémorroïdes
Hoquet

Haleine (mauvaise)

L'halitose, plus couramment appelée mauvaise haleine, est un « désagrément » fréquent, souvent vécu de façon honteuse. L'ail, l'alcool, le fromage sont souvent incriminés mais des troubles gastro-intestinaux peuvent en être la cause. Dans 70 % des cas, son origine est buccale. En cause : de nombreuses bactéries. Elles vont dégrader des protéines (issues de l'alimentation, de la salive, des cellules buccales) en composés sulfurés volatils, responsables de cette mauvaise odeur. Ce qui n'est pas très glamour !

La menthe

Les taboulés en raffolent et les adeptes du célèbre thé à la menthe aussi. Ses feuilles vertes nous enivrent de fraîcheur et laissent une haleine purifiée qui facilitera certains contacts !

Grand-mère conseille

Mâchez des feuilles de menthe : cela purifie l'haleine sans favoriser l'apparition de caries (contrairement aux bonbons mentholés riches en sucre).

Le vinaigre

Outre toutes ses vertus, le vinaigre s'attelle aussi à endiguer la mauvaise haleine. Il rafraîchit la bouche en éliminant les bactéries responsables d'une haleine de cheval. Bon à savoir.

Grand-mère conseille

Contre la mauvaise haleine, faites des bains de bouche de vinaigre de cidre.

Le yaourt

Yaourt, yogourt ou encore yoghourt : quel succès, trois orthographes pour un même produit ! Du succès, il en a depuis longtemps : d'abord vendu en pharmacie comme médicament puis dans les « maisons de cure de yogourt », le yaourt ne s'invite à table qu'au milieu du XXe siècle. C'est grâce à François Ier qu'il avait fait son apparition en France. Souffrant de problèmes digestifs, un médecin d'Istanbul lui avait sauvé la mise en le soumettant à une cure de yaourt au lait de chèvre. Bien sûr, à l'époque on ignorait tout de sa composition et de ses bonnes bactéries puisque ce n'est qu'au XIXe siècle qu'un dénommé Pasteur découvre les bactéries. Eh oui, le yaourt est un lait fermenté de vache, de chèvre, ou de brebis... qui contient au moins deux souches bactériennes : *Lactobacillus bulgaricus* et *Streptococcus thermophilus*, lesquelles restent vivantes et actives après ingestion. Le *lactobacillus* réduit gaz et odeurs provoqués par la présence de bactéries, à l'origine de la putréfaction d'aliments non digérés dans l'estomac. C'est pourquoi nos grands-mères recommandaient le yaourt contre la mauvaise haleine.

Grand-mère conseille

Le Programme national nutrition santé lancé en 2001 par le gouvernement français recommande la consommation de trois produits laitiers par jour. Contre la mauvaise haleine, mangez un yaourt à la fin de chaque repas.

Le saviez-vous ?

Les termes « thermisé », « traité thermiquement », « stérilisé » et « UHT » indiquent que le produit a été traité à la chaleur après la fermentation et que les bactéries ont été détruites durant le processus. Choisissez plutôt un yaourt avec la mention « avec cultures vivantes » qui vous garantit une meilleure qualité.

Hémorroïdes

Un Français de plus de 50 ans sur deux souffre d'hémorroïdes. Les hémorroïdes sont une dilatation des veines de la zone anale (anus et rectum) et du tissu les entourant. La démangeaison, l'irritation, les saignements pendant ou après les selles constituent le trio de symptômes habituel des hémorroïdes. Toutefois, d'autres maladies peuvent être responsables de ces symptômes. Il convient donc de consulter son médecin qui établira un diagnostic précis. En attendant, certains aliments peuvent être recommandés pour prévenir ou limiter la formation d'hémorroïdes : les légumes frais, les fruits, les crudités et les légumineuses. Une alimentation saine et riche en fibres, faible en matière grasse, en sel et en pâtisseries est à conseiller. Enfin, évitez autant que possible les viandes, les plats épicés, l'alcool, et le café.

Le marron d'Inde

Une vieille coutume paysanne voulait que toute personne ayant des marrons d'Inde dans sa poche soit indemne de troubles veineux. En effet, les feuilles, les fleurs, les graines et l'écorce du marronnier d'Inde sont utilisées depuis des siècles pour traiter les pathologies liées à des troubles de la circulation veineuse. Depuis, ces qualités exceptionnelles ont été vérifiées et le marron d'Inde est aujourd'hui un veinotonique incontournable recommandé contre les hémorroïdes.

Grand-mère conseille

Contre les hémorroïdes, versez 1 cuillère à café de graines ou de feuilles séchées de marronnier dans une tasse d'eau bouillante. Laissez infuser dix à quinze minutes puis appliquez cette crème sur vos hémorroïdes.

Le saviez-vous ?

Avis de toxicité : bien que les graines, les feuilles, les fleurs et l'écorce de marronnier renferment une substance potentiellement toxique et anticoagulante (l'esculine), les extraits sur le marché en sont entièrement dénués. Il est toutefois préférable de se renseigner ! Pour plus de sûreté, demandez conseil à votre pharmacien.

Le thé

Si on apprécie le thé pour ses qualités gustatives, on ne tardera pas à l'adopter contre les hémorroïdes. On est à la limite de frôler l'incident diplomatique avec les Anglais mais on prend le risque ! Un « truc quasi miraculeux » qui s'explique par la qualité astringente du thé.

Grand-mère conseille

Faites un thé noir ou vert très corsé, très infusé, laissez-le refroidir et appliquez-le en compresses froides… là où il faut, pendant cinq minutes puis renouvelez l'opération une fois.

La vigne rouge

La vigne rouge est un tonique veineux, astringent et décongestionnant, utile pour lutter contre les hémorroïdes. Pensez à ramasser les feuilles en automne, les pigments rouges qui colorent les feuilles sont de véritables protecteurs vasculaires (les anthocyanes).

Grand-mère conseille

Versez 2 cuillères à soupe de feuilles de vigne rouge dans un bol d'eau bouillante. Laissez infuser dix minutes. À boire le matin à jeun.

Hoquet

Le hoquet est un phénomène banal qui touche tout le monde y compris le fœtus. Il s'agit de contractions spasmodiques répétées involontaires du diaphragme suivies d'une fermeture brutale de la glotte, qui freine l'arrivée d'air et produit des sons caractéristiques. De nombreux moyens simples peuvent être utilisés pour en venir à bout : suspendre la respiration le plus longtemps possible, boire un verre d'eau rapidement, pour les plus connus... Toutefois si le hoquet devient chronique et récidivant, une consultation médicale s'impose pour éliminer une pathologie sous-jacente.

L'éther

Longtemps utilisé comme anesthésiant et employé comme solvant, l'éther constitue un remède de choix pour lutter contre le hoquet.

Grand-mère conseille

Versez quelques gouttes d'éther pur dans le nombril. Le nombril est relié énergétiquement au diaphragme et au nerf néphrique. L'éther va alors anesthésier cette région ce qui stoppe les contractions. Pour mettre fin au hoquet bénin, tous les moyens sont bons : il suffit de « calmer » les contractions du diaphragme.

Le vinaigre

Anti-infectieux, digestif, fébrifuge, bon pour la peau... le vinaigre est une pharmacie à lui tout seul. Il est même souverain contre des désagréments comme le hoquet !

Grand-mère conseille

Buvez sans respirer 3 gorgées d'eau tiède additionnée de vinaigre. Vous pouvez également croquer un sucre imbibé de vinaigre.

I

Infections respiratoires
Infections urinaires
Circulation sanguine

Infections respiratoires

Rhume, bronchite, grippe sont autant d'infections respiratoires qui nous assomment au moins deux fois par an. Voici quelques armes pour échapper aux statistiques !

L'ail

Sa richesse en composé soufré (l'allicine) fait de l'ail un excellent antiseptique. Il est donc employé contre la toux, la bronchite et la grippe. Et comme le veut la légende, il est également réputé pour chasser des parasites suceurs de sang comme les tiques, d'où son efficacité contre les vampires ! Dracula n'aura décidément plus de place dans notre société !

Grand-mère conseille

Contre les états grippaux, faites une infusion d'ail. Hachez 6 gousses d'ail et ajoutez une tasse d'eau froide puis laissez infuser six heures. Faites une cure de teinture d'ail à raison de 25 gouttes (dans un verre de lait) trois fois par jour, pendant trois semaines. Épluchez une tête d'ail et coupez les gousses en deux puis faites macérer dans 50 cl d'eau-de-vie pendant quinze jours. Filtrez et gardez au frais. Contre les bronchites et les états grippaux, prenez 2 gousses d'ail, écrasez-les et faites-les bouillir dans une tasse de lait. Buvez très chaud. Pour la mauvaise haleine que procure l'ail, persil et clous de girofle feront l'affaire ! Enfin, pour les jardiniers, sachez que c'est un excellent remède contre les pucerons !

Le saviez-vous ?

Les résultats d'une étude confirment cet usage traditionnel contre les infections respiratoires. Les personnes qui ont pris une capsule d'ail riche en allicine durant douze semaines ont été moins touchées par le rhume que ceux du groupe placebo. De plus, lorsqu'elles étaient enrhumées, leurs symptômes se résorbaient plus rapidement.

Le bouillon-blanc

C'est à partir du Moyen Âge que les fleurs de bouillon-blanc sont employées contre toux et maux de gorge. Aujourd'hui, on sait que ces fleurs font parties des sept fleurs pectorales (destinées au traitement des affections broncho-pulmonaires) comme le coquelicot, la mauve, la guimauve, la violette, le tussilage et le pied de chat.

La présence de mucilages adoucissants et d'harpagosides anti-inflammatoires permet aux fleurs de bouillon-blanc d'inhiber les inflammations de gorge et les trachéïtes. D'autres substances comme l'aucuboside (antimicrobienne et analgésique) agissent contre les bronchites. Enfin, la présence de saponines favorise l'élimination des mucus bronchiques. Pas de doute, cette fleur constitue une arme redoutable contre l'attaque bronchique.

Grand-mère conseille

En infusion, plongez une poignée de fleurs dans 1 l d'eau. Faites infuser dix minutes, filtrez puis buvez-en trois tasses par jour en dehors des repas. Sirop de bouillon-blanc : faites bouillir 15 g de fleurs et 25 g de sucre dans 0,5 l de lait, pendant dix minutes. Filtrez puis buvez ce sirop jusqu'à 6 cuillères à soupe par jour. Il existe également des gélules de bouillon-blanc.

Le saviez-vous ?

Des études ont montré que le bouillon-blanc inhibe la propagation du virus grippal. Plus encore, il est antiseptique, calme la toux, favorise l'expectoration. Preuve de son efficacité : cette fleur entre dans la composition de nombreux médicaments préconisés contre les affections respiratoires.

L'eucalyptus

Originaire d'Australie, l'eucalyptus est connu pour sa capacité à absorber l'eau du sol sur lequel il croît. Il élimine ainsi les milieux de reproduction des insectes qui transmettent la malaria. Au XIXe siècle, on utilisait l'huile essentielle pour aseptiser les cathéters urinaux dans les hôpitaux. De nos jours, elle entre dans la fabrication de dentifrices et de préparations pharmaceutiques contre les affections des voies respiratoires.

Le koala n'est plus le seul à connaître les bienfaits de l'eucalyptus !

Grand-mère conseille

En infusion, mettez 2 à 3 g de feuilles séchées dans 150 ml d'eau bouillante durant dix minutes. Buvez-en deux tasses par jour. En friction, versez de 15 à 20 gouttes d'huile essentielle d'eucalyptus dans 25 ml d'huile végétale et frictionnez la poitrine, trois fois par jour. En prévention des affections respiratoires, faites une fumigation. Mettez 2 cuillères à café de feuilles d'eucalyptus dans un bol puis versez de l'eau frémissante. Placez votre visage au-dessus du bol puis couvrez votre tête d'une serviette et respirez à pleins poumons !

Le saviez-vous ?

L'OMS reconnaît l'usage traditionnel des feuilles et de l'huile essentielle pour soulager l'inflammation des voies respiratoires, des bronches ou de la gorge. D'ailleurs, l'Allemagne autorise la commercialisation d'une tisane à base de feuilles d'eucalyptus pour le traitement de la bronchite et des inflammations de la gorge.

En effet, l'huile essentielle fluidifie les sécrétions pulmonaires et favorise leur évacuation. Elle est antitussive et supprime l'irritation des bronches. Elle possède également une bonne activité antibactérienne. D'ailleurs, n'hésitez pas à verser quelques gouttes d'huile d'eucalyptus sur un diffuseur pour assainir l'atmosphère de votre maison.

L'oignon

Une éponge à microbes ! À la fois antiseptique et anti-infectieux, l'oignon concurrence les antibiotiques dans leur lutte contre les bactéries (comme les staphylocoques souvent en cause dans les affections ORL). Cuit, il devient émollient et pectoral, calmant ainsi les gorges irritées et évacuant les sécrétions bronchiques.

Grand-mère conseille

Un sirop d'oignon pour dégager les bronches. Émincez 100 g d'oignons et faites-les bouillir dans 20 cl d'eau pendant dix minutes. Filtrez avant d'ajouter 2 cuillères à soupe de miel. Mettez le tout à bouillir jusqu'à obtention d'un sirop épais. Prenez-en 2 à 6 cuillères à café par jour.

Le saviez-vous ?

Des études ont mis en évidence :

- une action diurétique grâce à la présence de glucides particuliers ;
- une action hypoglycémiante (baisse du taux de sucre dans le sang) grâce à certains constituants soufrés et une amine spécifique ;
- une action antibactérienne ;
- enfin, une action bénéfique pour le système cardio-vasculaire : la consommation quotidienne de 200 g d'oignons crus permet de diminuer l'agrégation plaquettaire sanguine et donc protège des risques de formation de caillots et d'obstruction des vaisseaux.

Le pin

Symbole d'immortalité en Extrême-Orient à cause de sa longévité et de l'incorruptibilité de sa résine, il serait la nourriture privilégiée des immortels taoïstes. Si les Européens ne lui prêtent pas autant d'importance, toutefois, depuis toujours, ils récoltent les pousses de pins sylvestres pour soigner l'inflammation des bronches. En effet, les bourgeons de pin contiennent des huiles essentielles à pinène, des flavonoïdes, des résines et de la vitamine C qui fluidifient les sécrétions bronchiques et calment les irritations. Cette espèce montagneuse a trouvé son alter ego à la mer puisque le pin maritime connaît quasiment les mêmes propriétés. Riche en essence de térébenthine, il modifie également les sécrétions bronchiques. Alors si le pin est symbole d'immortalité pour certains, il va de soi qu'à la mer ou à la montagne, la bronchite a une espérance de vie très limitée !

Grand-mère conseille

Plongez une poignée de bourgeons (de pin maritime ou de pin sylvestre) dans 1 l d'eau et laissez macérer une heure. Portez le tout à ébullition puis laissez bouillir deux minutes. Laissez reposer dix minutes avant de filtrer. Buvez-en trois tasses par jour.
Vous pouvez également utiliser des gélules de pin. Dans ce cas, prenez des gélules de poudre cryobroyée (broyée à très basse température) qui évite toute perte d'activité.

Le radis noir

Le radis noir est plus qualifié que le radis rose ! Il est plus riche en glucides, en minéraux et en magnésium que son cousin rose. Ses dérivés à base de soufre lui permettent de lutter contre l'inflammation, de détruire les microbes et d'avoir un impact sur les voies respiratoires. Seule contrainte, il n'est pas toujours digeste.

Grand-mère conseille

Contre la bronchite (et la toux) : découpez des tranches fines de radis noir. Recouvrez-les de sucre puis laissez-les macérer une journée. Buvez une cuillère à soupe par heure de ce sirop.

Le thym

Dans la mythologie grecque, le thym était une plante bénie. Il symbolisait le courage et parfumait les temples lors des cérémonies. Et, les Romains en garnissaient leurs couches pour améliorer leur sommeil. Aujourd'hui encore, la coutume se perpétue puisqu'une branche glissée dans son oreiller permettrait de s'endormir. Outre cet héritage, de nombreuses autres propriétés sont venues s'ajouter avec les années. Riche en phénol, notamment le thymol, le thym est un antiseptique efficace contre le mal de gorge et les maladies des voies respiratoires (bronchite, rhume, grippe).

Grand-mère conseille

Contre les affections respiratoires, Plongez 2 cuillères à café de thym par tasse d'eau bouillante. Laissez infuser dix minutes. Buvez-en trois fois par jour. Pour assainir l'atmosphère de votre intérieur, versez quelques gouttes d'huile essentielle de thym dans un diffuseur.

Le saviez-vous ?

La Commission européenne reconnaît l'efficacité du thym pour traiter la bronchite et l'inflammation des voies respiratoires.

Infections urinaires

Besoin effréné d'aller aux toilettes, faible quantité d'urine, brûlures et douleurs dans le bas-ventre : sans conteste, c'est une infection urinaire ! Les cystites sont certainement l'une des infections les plus fréquentes chez la femme. Selon des études, une femme sur deux y est confrontée au cours de sa vie. Malgré sa réputation bénigne, la cystite n'est pas à prendre à la légère car elle peut entraîner des complications rénales. Grand-mère a les solutions pour éviter d'en arriver là !

Buvez beaucoup d'eau : cela permet parfois d'éliminer la bactérie lorsque l'infection en est à ses débuts. Adoptez également une bonne hygiène, cela évite la prolifération des bactéries.

La canneberge

Une femme sur deux est confrontée à la cystite au cours de sa vie. Les Américaines l'ont bien compris et, pour prévenir son apparition, elles consomment comme remède traditionnel de la canneberge en jus ou en comprimés. En France, l'Agence de sécurité sanitaire a reconnu, en 2004, les propriétés de cette petite baie rouge d'outre-Atlantique. On a donc le feu vert !

Grand-mère conseille

Pour les personnes sujettes aux infections urinaires, buvez de 250 ml à 500 ml par jour de cocktail de canneberge.

Le saviez-vous ?

Plusieurs études montrent que la canneberge permet de réduire le nombre d'infections urinaires de 20 à 50 % par an. Ces baies contiennent des flavonoïdes, des anthocyanes et des proanthocyanidines. Ces derniers composés seraient capables de se fixer sur certaines bactéries *Escherichia coli* responsables des cystites. Ne pouvant plus adhérer aux cellules de la vessie, ces bactéries se retrouvent éliminées par les voies naturelles.

Les queues de cerise

Les queues de cerise sont décidément un allié incontournable de la gent féminine : elles nous aident à lutter contre la rétention d'eau et les infections urinaires.

En effet, riches en flavoïdes et en sels de potassium, les queues de cerises augmentent la sécrétion urinaire permettant ainsi d'éliminer les toxines accumulées par l'organisme.

Grand-mère conseille

Versez 2 cuillères à soupe de queues de cerises dans 1 l d'eau. Faites bouillir trois minutes. Ajoutez 250 g de cerises dénoyautées, une pomme coupée et laissez infuser dix minutes. Filtrez et buvez dans la journée.

Le vinaigre

Décidément, c'est une véritable panacée ! Le vinaigre de cidre contribue aussi à la prévention des infections urinaires car il acidifie les urines, empêchant ainsi le développement des bactéries.

Grand-mère conseille

Mélangez une cuillère à soupe de vinaigre de cidre dans un verre d'eau. Bien entendu, seul un traitement régulier est susceptible d'une réelle efficacité.

Insuffisance veineuse et varices

Jambes lourdes, varices, couperose… autant de pathologies qui signalent une mauvaise circulation sanguine. Aujourd'hui plus de 18 millions de Français en souffrent. Et 12 millions de Français ont des varices (veines superficielles dilatées, visibles à la surface de la peau). Sachez que si vos parents sont touchés, vous n'avez que très peu de chances d'y échapper. En effet, la maladie veineuse serait héréditaire dans 80 % des cas. Et si vous êtes une femme, vous avez quatre fois plus de risques d'y être confrontée ! Alors, prenez soin de votre capital veineux.

L'ail

« Rose puante » ou encore « empreinte du pied gauche de Satan », telles sont les expressions peu élogieuses qui sont associées à l'ail. Son odeur caractéristique lui a souvent donné mauvaise réputation. En effet, selon Shakespeare, l'ail n'était pas fait pour les nobles et selon Cervantès l'odeur caractéristique pouvait trahir une origine paysanne ! Heureusement que la notoriété de l'ail n'a pas toujours été aussi néfaste. Lors de la construction des pyramides, les ouvriers égyptiens mangeaient une gousse d'ail par jour pour prévenir les maux les plus divers. Au Moyen Âge, l'ail était un remède contre la peste. L'éventail de ses fonctions ne s'est pas arrêté là puisqu'il a même servi à des trocs : on achetait un esclave avec 7 kg d'ail. Ce n'est pas son meilleur usage !

Puis les scientifiques se sont penchés sur ses propriétés comme Pasteur qui observa son effet bactéricide. Il fut d'ailleurs utilisé en prévention des septicémies pendant les deux guerres mondiales. Depuis d'autres vertus l'honorent comme celle de réduire les varices. Riche en iode et en silice, l'ail soulage les troubles circulatoires et possède des effets bénéfiques sur la fluidité du sang.

Vous aurez de belles jambes au détriment d'une haleine fraîche mais vous savez jouer de vos atouts !

Grand-mère conseille

Faites bouillir des gousses d'ail dans de l'eau puis prenez un bain de pieds dans l'eau la plus chaude possible. Faites un sirop à base d'ail, d'eau et de miel. Prenez-en tous les jours.

Le marron d'Inde

Le marron retend nos veines. En effet, riche en esculoside, il possède une remarquable activité vitaminique P sur le tonus veineux. Il augmente la résistance des capillaires sanguins et diminue leur perméabilité. Et les flavonoïdes (anti-inflammatoires et vasoconstrictrices), améliorent la circulation sanguine. Le marché du marron risque de flamber avec 12 millions de personnes concernées !

Grand-mère conseille

En infusion, mettez 40 g de marron d'Inde concassé dans 1 l d'eau et laissez bouillir cinq minutes. Retirez du feu, laissez infuser dix minutes. Buvez-en une ou deux tasses entre les repas et cela pendant vingt et un jours. Cessez dix jours et reprenez encore vingt et un jours.

Le saviez-vous ?

Avis de toxicité : bien que les graines, les feuilles, les fleurs et l'écorce du marronnier renferment une substance potentiellement toxique et anticoagulante (l'esculine), les extraits sur le marché en sont entièrement dénués. Il est toutefois préférable de se renseigner !

La vigne rouge

Les feuilles de vigne rouge sont reconnues pour répondre à une insuffisance veineuse. Au programme, elles tonifient les veines reboostant ainsi la circulation veineuse.

Petit détail : quand on sait que l'été, les problèmes liés à la circulation sanguine sont généralement plus fréquents, prévoyez de récolter assez de feuilles de vignes en automne pour ne pas tomber en panne l'été qui suit !

Grand-mère conseille

En infusion, versez 1 cuillère à café de vigne rouge dans une tasse d'eau bouillante puis laissez infuser dix minutes. Buvez 2 à 4 tasses par jour pendant un mois. Pour un bain de pieds, faites bouillir 2 poignées de feuilles dans 1 l d'eau pendant quinze minutes avant d'ajouter à l'eau d'une bassine. Un moment de détente dont vos pieds vous sauront gré.

Le saviez-vous ?

Les résultats d'essais cliniques indiquent qu'un extrait de feuilles de vigne rouge procure un soulagement des symptômes de l'insuffisance veineuse et qu'il pourrait limiter la progression de la maladie. Ses propriétés sont dues aux tanins qui contribuent à rétrécir les vaisseaux pour un meilleur retour veineux. De plus, sa richesse en anthocyanosides présente une activité vitaminique P qui combat l'insuffisance veineuse et la fragilité capillaire cutanée.

L

Libido

Libido

C'est Freud qui fut le premier à utiliser ce terme, devenu aujourd'hui synonyme de désir sexuel. Parfois au top, d'autres fois en berne, la libido est soumise à des variations. Une bonne santé physique et psychique sont en effet essentielles pour maintenir la libido. Une baisse de désir peut être causée par différents facteurs : le stress, la fatigue, des tensions au sein du couple, la routine... D'autres facteurs mettent la libido en berne : une trop forte consommation d'alcool diminue la puissance sexuelle. Le tabagisme nuit considérablement au système circulatoire et donc à l'érection.

Des phénomènes physiologiques comme les variations hormonales peuvent aussi être à l'origine d'une baisse, ou au contraire d'un regain de la libido. Pourtant de nombreux moyens existent pour accroître pouvoir de séduction et performances sexuelles. Par exemple, de nombreux aliments ont acquis une réputation sulfureuse : le gingembre, le ginseng et, contre toute attente, l'huître.

Le gingembre

C'est à Marco Polo qu'on doit l'arrivée du gingembre sur notre territoire européen au XIIIe siècle. Jusqu'au XVIIIe siècle, cet aromate remplaçait le poivre dans les préparations culinaires. Ce qu'on ne savait pas à l'époque mais qui fait toute la notoriété du gingembre aujourd'hui, c'est bien sûr son pouvoir aphrodisiaque. Il serait lié à la présence de gingérols qui agiraient sur la fertilité par augmentation du volume de sperme et amélioration de la mobilité des spermatozoïdes. Au Sénégal, les femmes l'ont bien compris : elles portent une ceinture avec des tubercules de gingembre afin de stimuler la sexualité de leur mari. Ici, on se contentera de le boire en infusion ou de le saupoudrer dans notre assiette. Enfin, à vous de voir !

Grand-mère conseille

Contre la fatigue sexuelle, buvez une infusion au gingembre. Versez 2 cuillères à café de racines en poudre ou râpées par tasse d'eau bouillante et laissez infuser dix minutes.
Et mettez le gingembre à toutes les sauces dans les salades, les viandes, les poissons, les desserts… à vous de voir.

Le ginseng

Remède universel dans tout l'Extrême-Orient, le ginseng est reconnu comme le meilleur des traitements antifatigue. C'est un adaptogène majeur par ses capacités à améliorer les performances physiques et intellectuelles. Bien sûr, parmi les performances physiques, on soulignera les performances sexuelles ! Aphrodisiaque très convoité, le Roi Soleil en faisait déjà l'éloge ! Ses grandes indications, outre la baisse de libido, sont les fatigues physique, intellectuelle, la déprime, la préparation de l'organisme à une période difficile comme la surcharge de travail…

Grand-mère conseille

Bouclier contre toutes les fatigues, c'est une épice que vous pouvez consommer à toutes les sauces. Elle sert d'assaisonnement à raison de 3 pincées par personne. Vous pouvez également mesurer toute son efficacité en le consommant sous forme de gélules.

L'huître

On raconte que le célèbre séducteur vénitien Casanova mangeait au moins cinquante huîtres par jour. Devait-il son appétit charnel aux huîtres ? Eh bien, c'est possible. En effet, les huîtres ont la réputation d'être aphrodisiaques. Leur teneur en zinc favoriserait la production du sperme.

Les huîtres contiennent aussi de la dopamine, un neurotransmetteur qui régit l'activité cérébrale et influe sur le désir sexuel, chez l'homme comme chez la femme. Votre conjoint vaut bien une bourriche !

La romance mise à part, la consommation d'huîtres contribue à un régime alimentaire sain et équilibré. Comme tous les mollusques, les huîtres ont une faible teneur en calories et en acides gras saturés, tout en étant une excellente source de protéines et d'acides gras oméga 3.

Grand-mère conseille

Les huîtres se consomment nature, avec du citron ou une cuillère de vinaigre à l'échalote et plutôt les mois en R (septembre, octobre...). Le calendrier nous mettrait-il à l'abstinence certains mois ?

M

Mal de tête
Maladies cardio-vasculaires
Ménopause

Mal de tête

Les maux de tête touchent tout le monde et ne représentent souvent qu'une gêne passagère vite oubliée. Provoqués par une tension musculaire, le stress, la fatigue ou les modifications hormonales, ils peuvent être soulagés outre par des médicaments mais aussi par de nombreux remèdes de grands-mères. Il faut consulter rapidement devant toute céphalée violente apparue suite à un effort physique. De même, toute céphalée chronique nécessite un avis médical.

La lavande

Si son parfum peut parfois donner mal à la tête. Paradoxalement, on lui confère des propriétés contre les maux de tête.

Alors, profitez de vos vacances dans le sud de la France pour récolter des bouquets de lavande !

Grand-mère conseille

Contre les maux de tête, massez vos tempes, votre front et votre nuque avec de l'huile essentielle de lavande.

La pomme de terre

On la connaît efficace contre les brûlures mais aussi contre les maux de tête. En tout cas maintenant, vous êtes au courant ! Riche en amidon (15 à 20 %), la pomme de terre possède des vertus légèrement anti-inflammatoires. Elle atténue également les spasmes vasculaires inhibant ainsi notre mal de tête.

Grand-mère conseille

Coupez des tranches de pomme de terre et appliquez-les en cataplasme sur les tempes.

Maladies cardio-vasculaires

Le cœur apporte l'énergie vitale à tout le corps. Mais cet organe connaît de nombreux ennemis – cholestérol, tabagisme, sédentarité, surpoids, hypertension artérielle – responsables des maladies cardio-vasculaires. Pour information, le risque d'infarctus est multiplié par 2,5 pour vingt cigarettes par jour. En revanche, les bénéfices du sevrage sont très rapides : vingt-quatre heures après la dernière cigarette, le risque d'infarctus diminue déjà et un an après, ce risque est réduit de moitié. N'oublions pas que les maladies cardio-vasculaires représentent la première cause de mortalité en France avec près de 180 000 décès par an. La prévention reste le meilleur moyen d'échapper aux statistiques et cela passe en partie par une bonne hygiène de vie ainsi qu'une alimentation saine et équilibrée.

Les poissons gras

Sardine, maquereau, hareng, saumon... ont bon cœur ! Ces poissons riches en acides gras polyinsaturés, en oméga 3, contribuent à préserver notre système cardio-vasculaire. Ils favorisent la régulation de la tension artérielle et l'élasticité des vaisseaux. Ils maintiennent la fluidité du sang et seraient même des acteurs dans la diminution du taux des triglycérides. Ils ont donc tous les honneurs seulement voilà, selon l'AFSSA, le niveau de consommation des Français est bien trop bas. Ils consomment à peine 1 g d'oméga 3 par jour alors qu'il faudrait en prendre au moins le double ! Il est donc temps d'aller à la pêche ou de faire un tour chez votre poissonnier !

Grand-mère conseille

On aura bien du mal à égaler les Esquimaux qui mangent 400 g par jour de poissons mais déjà si vous pouviez en consommer au moins deux fois par semaine, vous auriez meilleur cœur !

Le saviez-vous ?

Une étude démontre que la consommation à long terme de suppléments d'oméga 3 pourrait réduire les risques d'incidents cardio-vasculaires. Et justement, les poissons gras contiennent ces fameux oméga 3 ! D'ailleurs, aux États-Unis, la dernière édition du guide alimentaire de l'association pour le cœur suggère aux adultes de manger deux portions de poissons gras par semaine.

Une autre étude révèle que « le poisson réduit la mortalité d'origine cardio-vasculaire de 25 % ». Ce n'est donc pas un hasard si les Japonais, en consommant 75 kg de poisson par an, possèdent l'un des taux les plus bas (avec les Esquimaux) de décès d'origine cardio-vasculaire.

Le raisin

Les vertus du raisin étaient connues dès l'Antiquité. Au XVIe siècle, Rabelais écrivait : « C'est viande céleste, manger raisin avec fouace fraîche pour ceux qui sont constipés du ventre. » Aujourd'hui des études ont montré que le raisin avait un effet sur le renouvellement des cellules et la protection des vaisseaux sanguins. En fait, ce sont les polyphénols, en piégeant les radicaux libres, qui améliorent l'élasticité de la paroi des vaisseaux sanguins, diminuent l'agrégation plaquettaire et le risque de formation des caillots.

Qui dit raisin, dit vin. « Le vin est une chose merveilleusement appropriée à l'homme si, en santé comme en maladie, on l'administre avec à propos et juste mesure, suivant la constitution individuelle », disait Hippocrate. Aujourd'hui, cette boisson est tolérée avec des recommandations de modération (2 verres par jour), études scientifiques à l'appui. La richesse en polyphénols prévient des maladies cardio-vasculaires et du vieillissement de la peau. D'ailleurs, le vin rouge (2 500 mg/l) en contient dix fois plus que le vin blanc. Avis aux amateurs ! D'autres études ont montré que le vin est un réservoir d'aspirine : près de 30 mg/l dans les vins blancs et un peu plus dans les rouges. On lui attribue également une action antivirale puisque boire du vin quand on mange reste le meilleur moyen de prévenir une infection intestinale. Enfin, en 1997, le professeur Orgogozo de l'université de Bordeaux a montré que les personnes qui boivent 25 à 50 cl de vin par jour ont un risque diminué de 75 % de développer la maladie d'Alzheimer par rapport aux non buveurs.

Pour les amateurs de bon crus, le Médoc, riche en fer, est un excellent fortifiant. Pour ceux qui préfèrent le Saint-Émilion, vous aurez des os plus forts grâce à sa richesse en calcium. Le Bandol et le Bergerac seront recommandés pour les personnes sujettes à la constipation. À chacun son breuvage mais ne vous laissez pas distraire car avec 3 verres, bonjour les dégâts !

Grand-mère conseille

La cure de raisin consiste à consommer 2 à 3 kg de raisin durant un à sept jours. On conseille du chasselas ou du muscat et biologique de préférence. Cette cure sollicite les émonctoires, les organes qui permettent l'évacuation des déchets : la peau, les reins, le foie, les intestins.
Mangez du raisin et buvez du vin, de qualité, et avec modération, bien sûr !

Le sport

La vie de l'être humain est rythmée par de nombreux rituels : se laver, manger, dormir... Eh bien, le sport devrait faire partie de notre quotidien ! En plus de la sensation de bien-être qu'il procure, il permet de mieux lutter contre certains facteurs de risques vasculaires comme la surcharge pondérale ou le tabagisme.

Bien qu'il soit exagéré de dire que le marathon immunise contre l'infarctus, de nombreux travaux montrent que les accidents coronariens sont moins fréquents chez les sujets ayant une activité physique régulière. Qu'attendez-vous pour chausser une paire de baskets : vous devriez déjà être sur la piste !

Tout ce qui fait bouger (promenades, petit bricolage, travaux ménagers) est bon pour l'état global de la santé. Mais si on veut modifier ses risques vasculaires, il est nécessaire de pratiquer des activités plus intenses. Celles répondant le mieux à ces impératifs sont la marche rapide, la course à pied lente (sans aller jusqu'à l'essoufflement), le vélo (qui a l'avantage d'être moins agressif pour les articulations des genoux et des hanches) et la natation (à condition d'éviter les eaux froides à moins de 20°C).

Grand-mère conseille

Pour être efficace, l'activité physique doit être prolongée tout au long de la vie. Trois séances par semaine semblent constituer un rythme idéal.

Le saviez-vous ?

Les bénéfices d'un entraînement physique sont impressionnants !

Par rapport à une personne sédentaire, on constate que chez un sujet de plus de 60 ans, pratiquant régulièrement une activité physique d'intensité suffisante : le pouls est ralenti, la pression artérielle est plus basse, la capacité pulmonaire est conservée, le rapport masse maigre/masse grasse se stabilise, le bon cholestérol HDL est augmenté, le cholestérol total, les triglycérides et le LDL (le mauvais !) sont diminués, la glycémie à jeun diminue, et la sensibilité à l'insuline est meilleure, ce qui permet de lutter contre le diabète. Les tendances à l'anxiété et à la dépression sont diminuées, le statut immunitaire s'améliore, la perte osseuse régresse (prévention de l'ostéoporose). Si vous n'êtes toujours pas convaincu malgré cette tirade d'arguments, je m'incline !

La tomate

La tomate est le premier « légume » que le Français consomme avec 15 kg par an. C'est plutôt positif quand on sait que la tomate agit en prévention des maladies cardio-vasculaires. Une étude montre que l'extrait de tomates influence favorablement l'activité plaquettaire. Cette réduction de l'activité plaquettaire pourrait contribuer à la réduction de la formation de caillots sanguins. Alors ovales, en grappes, rondes, cerises, cocktails, rouges, jaunes, vertes... Mille variétés s'offrent à vous pour faire de la tomate un aliment privilégié !

Grand-mère conseille

En prévention des maladies cardio-vasculaires, mangez des tomates autant que possible.

Ménopause

La cinquantaine chez la femme signe la fin de la fécondité avec l'apparition de la ménopause. C'est une période physiologique de la vie de la femme où les ovaires cessent de produire les hormones de la reproduction. Elle n'est pas toujours facile à accepter d'autant qu'elle s'accompagne souvent de symptômes difficiles à vivre comme des bouffées de chaleur, des troubles de l'humeur, de la mémoire, de la fatigue, de l'insomnie, une perte de la libido…

Le cimicifuga

Appelé aussi actée à grappes, le cimicifuga est une plante originaire d'Amérique du Nord employée depuis toujours pour résoudre les problèmes féminins, en particulier les troubles de la ménopause. La plante est en effet sédative, anti-inflammatoire, et semble avoir une incidence sur les bouleversements hormonaux, caractéristiques de la ménopause.

Grand-mère conseille

Prenez de l'extrait normalisé de cimicifuga à raison de 80 g par jour.

Le saviez-vous ?

La Commission européenne et l'OMS reconnaissent l'usage de l'actée à grappes noires contre les symptômes de la ménopause.

Le soja

Tout droit venu d'Asie, le soja est aujourd'hui consommé sous toutes ces formes : tofu, tempeh, miso, tamari... Kesako ? Tofu : fromage de soja, tempeh : steak de soja ; miso : condiment ; tamari : sauce de soja. La présentation est faite.

Le soja est un légume sec très riche en protéines (deux fois plus que la viande) qui ne cesse d'envahir l'alimentation occidentale. Plus particulièrement, le soja devient un aliment incontournable des femmes affectées par les troubles de la ménopause. Il contient de l'isoflavone, composé qui possède une structure proche de celles des œstrogènes (hormones féminines) et représente une alternative naturelle pour corriger son déficit caractéristique de la ménopause. Un apport en isoflavones diminue l'un des symptômes les plus fréquents, les bouffées de chaleur. Pour preuve, au Japon le soja est aussi fréquent dans l'alimentation que la pomme de terre chez nous. Et les Japonaises n'ont quasiment pas de bouffées de chaleur !

Grand-mère conseille

Pensez aux yaourts aromatisés, pour celles et ceux que le goût du soja nature rebute.

N

Nausées

Nausées

Si *La nausée* est un roman de Jean-Paul Sartre, elle n'a rien de très romanesque quand elle nous submerge ! La nausée précède généralement le vomissement, d'ailleurs ce dernier la soulage.

L'aneth

L'aneth est utilisé comme remède gastrique et intestinal depuis l'aube de la civilisation égyptienne. Encore aujourd'hui, cette plante est recommandée en cas d'état nauséeux. Elle doit cette action à la grande quantité de potassium qu'elle contient, qui stimule les fonctions d'élimination. Par ailleurs, l'huile essentielle que renferment ses graines a un effet antispasmodique sur les muscles lisses de l'intestin.

Grand-mère conseille

En infusion, versez 2 cuillères à café de graines d'aneth par tasse d'eau bouillante puis laissez infuser dix minutes. Ne dépassez pas trois tasses par jour. Vous pouvez également mâcher 1 cuillère à café de graines d'aneth. Il paraît même que votre haleine n'en sera que plus fraîche !

Le bicarbonate de soude

Tout ce qui facilite la digestion est bon contre les états nauséeux, donc le bicarbonate de soude est un remède à ne pas omettre !

Grand-mère conseille

Préparez deux verres. L'un contient de l'eau plate avec un jus de citron sucré ou non. L'autre contient de l'eau avec du bicarbonate de sodium (appelé bicarbonate de soude dans le langage courant) : 1/3 d'une cuillère à café pour 20 cl d'eau. Il suffit de prendre successivement une gorgée de chaque verre, et cela plusieurs fois par jour. Dans l'estomac, au contact de l'acidité du citron, le bicarbonate se décompose et libère du gaz carbonique qui calme les spasmes de l'estomac. Une préparation similaire était utilisée autrefois sous le nom de Potion de Rivière.

Le gingembre

Aphrodisiaque mais pas seulement ! Il nous aide à faire bon voyage en prévenant activement le mal des transports.

Pour ceux qui veulent passer des vacances de rêve, n'oubliez surtout pas le gingembre dans vos bagages !

Grand-mère conseille

Contre le mal des transports, les spécialistes recommandent de prendre 1 g (sous forme de gélule par exemple) de gingembre trente minutes avant le départ.

Buvez une infusion au gingembre. Versez 2 cuillères à café de racines en poudre ou râpées par tasse d'eau bouillante et laissez infuser dix minutes.

Pour les gourmands, voici une recette de gingembres confits

Épluchez 250 g de gingembre, coupez-le en morceaux et faites-le blanchir quelques minutes dans l'eau bouillante. Puis laissez refroidir. Versez 300 g de sucre dans 4 dl d'eau et portez à ébullition. Retirez du feu et plongez-y le gingembre. Le lendemain, retirez les morceaux et faites réduire le sirop. Plongez à nouveau le gingembre jusqu'à ce que le sirop soit épais. Vous obtenez des gingembres confits !

Le saviez-vous ?

Une étude publiée dans le magazine scientifique *The Lancet* révèle que le gingembre soulage le mal des transports mieux que tout autre médicament comme la dramamine. 36 personnes, ayant des antécédents au mal des transports, se sont prêtées à un test. On leur a administré soit 100 mg de dramamine soit 940 mg de poudre de gingembre. On les a ensuite assis dans un fauteuil à bascule programmé pour déclencher le mal de mer. Résultats : les personnes qui ont pris le gingembre ont résisté 50 % plus longtemps que les autres !

P

Peau éclatante
Peau ferme
Peau grasse
Peau sèche et sensible
Pellicules et poux
Prostate

Peau éclatante

Si vous rêvez d'une peau éclatante, il suffit de se débarrasser des peaux mortes qui obstruent les pores. Pour ce faire, le meilleur moyen est d'utiliser un exfoliant qui redonnera à votre peau l'oxygène dont elle a besoin.

Le sel

On l'emploie surtout comme condiment mais cet usage serait réducteur. Très apprécié des centres de thalassothérapie, il est également utilisé dans certains gommages corporels pour adoucir le grain de notre peau. On vous invite à pratiquer ce gommage chez vous à moindre coût !

Grand-mère conseille

Le gommage, version marine, exfolie les impuretés et permet ainsi de révéler le teint. Il élimine les cellules mortes présentes de votre épiderme, affine le grain de la peau, réveille les teintes ternes et redonne pureté et éclat.

Mélangez un petit bol de gros sel gris (préférez du sel fin si votre peau est sensible) et deux cuillères à soupe d'huile d'amande douce. Appliquez sur la peau en massages circulaires. Puis rincez soigneusement.

Peau ferme

Le relâchement cutané nous guette tous : soleil, pollution, vieillesse en sont les principaux facteurs. Bien sûr, les cosmétiques regorgent de secrets pour conserver une peau ferme mais des méthodes plus naturelles vous éviteront aussi d'avoir une peau qui ressemble à un élastique tout distendu !

Le lait d'ânesse

Cléopâtre devait, entre autres, sa beauté à un bain quotidien au lait d'ânesse. À quel prix ? Quand on sait qu'une ânesse fournit 3 à 6 litres de lait par jour, il ne fallait pas moins de 200 ânesses en lactation pour combler ses désirs ! Si ce lait était tant prisé, c'est bel et bien parce que sa composition (vitamines, minéraux, oligoéléments) a un effet raffermissant sur la peau. De nos jours, le lait d'ânesse s'est démocratisé. Eh oui, la beauté ne dépend pas que d'une couronne !

Grand-mère conseille

Le bain de Cléopâtre : difficile de remplir une baignoire de lait d'ânesse, on vous donne alors un subterfuge qui garantira le même effet. Versez une cuillère à café de miel, une pincée de safran dans 20 cl de lait d'ânesse. Faites chauffer à feu doux puis versez dans votre bain.
Lait tenseur pour le visage et le cou : mélangez 2 cuillères à soupe de lait d'ânesse, 1 jaune d'œuf puis 1 cuillère à café de miel. Appliquez puis laissez poser trente minutes avant de rincer.

Le miel

Depuis la nuit des temps, le miel est rattaché à une riche symbolique, celle d'être la substance des Dieux. Les Égyptiens embaumaient leurs morts et chez les Hébreux, le miel coulait à flot sur leur terre promise. L'abeille a donc la très haute responsabilité d'assurer la fabrication de ce sucre particulier. D'ailleurs, Einstein renforça cette importance : « Si l'abeille devait disparaître de la surface du globe, l'humanité n'aurait plus que quelques années à vivre. » Heureusement, il n'en est rien, les apiculteurs récoltent jusqu'à 15 kg de miel par an et par ruche et la France compte environ 80 000 apiculteurs pour 1 345 000 ruches. Le temps de l'espèce humaine n'est pas révolu !

Venons-en au fait : le nectar des fleurs se transforme peu à peu en miel grâce à la salive et aux sucs digestifs des abeilles. Composé de 75 % de sucres simples (fructose, glucose, saccharose), le miel est de la dynamite car très énergétique. Également riche en acide formique et en lévulose, il a un effet tonifiant, nourrissant et fortifiant.

Grand-mère conseille

Masque nourrissant : mélangez 1 cuillère à soupe de crème fraîche, 2 cuillères à soupe de miel d'acacia, 1 cuillère à café de jus de citron. Appliquez sur le visage vingt minutes avant de rincer.

Pour une épilation typiquement orientale, faites chauffer dans une casserole un verre d'eau, un verre de miel, une pincée de sel, quelques gouttes de citron sans laisser brunir la pâte. Laissez refroidir. Aïe ! L'épilation peut commencer.

L'œuf

Les sportifs le consomment pour sa richesse en protéines : le blanc d'œuf, bien sûr ! Nous devrions tous en avoir aussi dans notre trousse de toilette car ses protéines réparent et maintiennent en bon état nos muscles, nos os et aussi notre peau.

Grand-mère conseille

Contre les rides, du blanc d'œuf ! Riche en protéines d'albumine, le blanc d'œuf nourrit la peau. Battez des blancs en neige, appliquez sur votre visage et laissez agir quinze minutes. En rinçant, ce masque élimine les cellules mortes.

Le saviez-vous ?

Qui est apparu en premier, l'œuf ou la poule ?

Un scientifique britannique croit avoir résolu l'énigme qui nous taraude depuis la nuit des temps. Pour le professeur John Brookfield, de l'université de Nottingham, spécialiste de la génétique évolutive, « l'œuf était nécessairement avant la poule ». Affaire à suivre...

Peau grasse

La peau grasse est le résultat d'une sécrétion trop abondante de sébum. Son grain est épais, ses pores sont dilatés avec parfois des points noirs. Pas très reluisant tout ça !

L'argile

Ses propriétés thérapeutiques et sa teinte sont fonction de nombreux minéraux (silice, aluminium, calcium, fer, magnésium...). L'argile verte est recommandée pour les peaux grasses car elle absorbe et régularise les excès de sébum. De plus, l'acide salicique qu'elle contient joue un rôle d'astringent, de purificateur et d'accélérateur dans la régénération des tissus abîmés. Elle est donc recommandée pour soigner les plaies. Quand à l'argile blanche, elle est l'apanage des peaux sèches et sensibles.

Grand-mère conseille

Masque purifiant pour les peaux grasses : mélangez 3 cuillères à soupe d'argile verte, 3 cuillères à café d'huile et de l'eau minérale. Posez vingt minutes sur le visage et rincez.

Masque apaisant pour peaux sensibles : mélangez 1 cuillère à soupe de farine de riz, 1 cuillère à café d'argile blanche, 1 cuillère à café de miel et 1 cuillère à café d'huile d'amande douce. Appliquez et laissez agir vingt minutes avant de rincer.

Le concombre

Au temps des rois, il avait la réputation de développer l'intelligence. Depuis, il a troqué les neurones contre les cellules de la peau et cela lui réussit mieux ! Il est devenu un légume cosmétique hors pair et, ce n'est pas qu'une réputation !

Très riche en vitamine C, la pulpe de concombre entre dans la composition de soins du visage, de crèmes hydratantes et d'antirides. Mais c'est surtout la providence pour les peaux grasses grâce à ses qualités cicatrisantes, assainissantes et astringentes.

Grand-mère conseille

Masque pour peau grasse : coupez un concombre en rondelles et appliquez ces dernières sur le visage pendant vingt minutes. Tonique 100 % naturel pour donner bonne mine : coupez le concombre. Faites-le cuire trente minutes dans 0,5 l d'eau minérale. Filtrez et conservez au frais (pas plus d'une semaine). Démaquillant : râpez la moitié d'un concombre dans 0,25 l de lait. Faites bouillir pendant cinq minutes avant de filtrer. Vous pouvez conserver ce démaquillant une semaine au réfrigérateur. L'intérieur de la peau du concombre peut aussi servir de démaquillant.

Le saviez-vous ?

Le concombre contient un principe actif, l'élatéine, qui a pour effet de relâcher et de ramollir les tissus inflammés, comme les paupières fatiguées.

La pêche

« Avoir un teint de pêche » : ce n'est pas qu'une métaphore ! Riche en carotènes et flavonoïdes, la pêche augmente la résistance des vaisseaux sanguins et protège de la couperose et des varicosités. En outre, sa richesse en vitamine C aide la peau à lutter contre les radicaux libres, responsables du vieillissement. Pour les Chinois, la pêche apporte mille printemps. Alors, profitons de l'été pour en faire une cure de beauté !

Grand-mère conseille

Pour avoir un teint éclatant, mélangez de la pêche, du fromage blanc et un peu de miel. Appliquez sur le visage et laissez poser vingt minutes. Contre les peaux grasses, faites un masque à la pêche. Mélangez deux pêches, un jaune d'œuf et une cuillère à soupe d'huile d'amande douce. Appliquez pendant quinze minutes avant de rincer.

Le raisin

Le vieillissement cutané est dû à 80 % aux radicaux libres. Il faut donc lutter contre ces molécules pour conserver la jeunesse de la peau. Élémentaire mon cher Watson ! Le raisin nous sauve la peau puisque sa richesse en polyphénols aide à lutter contre ces radicaux. Et c'est le vin rouge qui en contient le plus !

Grand-mère conseille

La cure de raisin consiste à consommer 2 à 3 kg de raisin durant un à sept jours. On conseille du chasselas ou du muscat et biologique de préférence.
Contre le vieillissement cutané, appliquez un mélange d'huile de raisin et d'huile d'olive.
Le lavage au vin contre les peaux grasses. Au siècle dernier, ce lavage soignait les peaux grasses. Le vin rouge était réservé aux teints foncés.

Peau sèche et sensible

Une peau sèche signifie qu'elle a perdu ses fonctions protectrices essentielles. Le film protecteur hydrolipidique étant déficient, la peau très sèche est extrêmement sensible au froid, au soleil. Elle se dessèche, manque de souplesse et, par conséquent, elle a tendance à rider facilement. Elle a une prédisposition pour les dartres, les rougeurs, la couperose. Nos grands-mères ont leurs « antisèches » !

L'aloe vera

L'aloès concentre la plupart des vitamines, notamment A, E et du groupe B, celles qui concernent la peau et les cheveux. Il est riche aussi de tous les sels minéraux indispensables : phosphore, potassium, calcium, chlore, fer, zinc... Ainsi, l'aloès possède des propriétés de cicatrisation, de régénération cellulaire, d'hydratation cutanée. C'est pourquoi les cosmétiques à base d'aloès sont conseillés dans les cas d'eczéma, d'irritation, de brûlures ...

Grand-mère conseille

Pour les peaux sensibles, appliquez un gel à base d'aloe vera.

L'avocat

Si l'avocat n'a été introduit en Europe qu'au XVIe siècle, en Amérique du Sud (sa terre d'origine), il a toujours fait partie de la nourriture. Ses propriétés nourrissantes et hydratantes étaient déjà connues puisque la chair était étalée sur la peau pour la protéger du vent et du dessèchement.

Aujourd'hui, de nombreux produits cosmétiques intègrent l'avocat dans leur composition car on sait que sa richesse en vitamines A et D, en acides gras et en phénols offre des propriétés adoucissantes, régénérantes et hydratantes pour les peaux sèches et sensibles.

N'essayez pas de vous faire l'avocat du diable, ce sera peine perdue !

Grand-mère conseille

Masques à l'avocat. Mélangez la chair d'un avocat avec une cuillère à soupe d'huile d'olive. Appliquez et laissez agir vingt minutes puis rincez à l'eau tiède. Mélangez la chair d'un avocat avec une cuillère à soupe de miel, 4 cuillères à soupe de jus de citron. Appliquez le masque pendant quinze minutes puis rincez à l'eau tiède.

La bourrache

Originaire de Syrie, « le père de la sueur » (son nom en arabe), une allusion évidente à ses propriétés sudorifiques, est utilisé depuis le Ier siècle de notre ère. En outre, la bourrache a souvent été utilisée comme dépuratif. Autrefois appréciée pour ses feuilles, c'est en fait l'huile extraite des graines qui présente un intérêt pour sa richesse en acides gras essentiels. En effet, l'huile de bourrache est la seule avec l'huile d'onagre à contenir le très précieux acide gamma-linolénique très efficace contre le vieillissement cutané.

Grand-mère conseille

La meilleure façon d'employer la bourrache est sous forme d'huile en interne ou bien en application externe.

En interne, vous pouvez consommer 2 à 3 capsules par jour pendant trois semaines. En externe, il suffit d'étaler l'huile sur la peau mais aussi sur les ongles pour les rendre plus durs et moins cassants.

Le saviez-vous ?

La bourrache contient un taux exceptionnel d'acide gamma-linolénique (20 à 25 %), précurseur des prostaglandines, une substance qui permet à la peau de se protéger des agressions extérieures et qui contribue à diminuer les inflammations cutanées. Elle contient également l'acide linoléique qui maintient le taux d'humidité de la barrière cutanée et freine l'évaporation. Enfin, sa richesse en vitamine E lui confère des propriétés antioxydantes connues pour lutter contre le vieillissement.

L'huile d'olive

L'huile d'olive est un cosmétique hors pair. En effet, sa composition en acides oléiques (80 %) permet de réguler le système d'hydratation naturel de la peau en restaurant le film hydrolipidique. Riche en vitamine E, elle lutte contre les radicaux libres, responsables du vieillissement. Ce n'est pas tout ! Le squalane qu'elle contient permet aussi de rendre souplesse et flexibilité à votre peau. Quelle aubaine !

Grand-mère conseille

Pour purifier le visage : mélangez une demi-cuillère à soupe d'huile d'olive, une demi-cuillère à soupe d'eau, une cuillère à soupe d'argile. Appliquez, laissez sécher et rincez.

Le karité

La noix de karité est utilisée en Afrique depuis des millénaires. On raconte que la reine Néfertiti devait sa grande beauté à l'utilisation du beurre de karité. En effet, riche en phytostérols, vitamines A et E, acides gras et en insaponifiables (6 à 9 %), ce beurre est reconnu pour ses propriétés réparatrices, cicatrisantes, régénératrices, raffermissantes.

Grand-mère conseille

Contre la peau sèche : dans les pays africains, les mères enduisent leurs bébés de beurre de karité pour prévenir ou guérir les endroits irrités. Elles l'utilisent pour leur visage, leurs mains et leur corps, surtout dans les mois d'été et les saisons de grands vents.

Ajouter une cuillère à soupe dans votre bain chaud, une fine couche invisible se déposera sur tout le corps ; bien se masser les bras et les cuisses. La sensation de bien-être musculaire est immédiate.

Le saviez-vous ?

Si le beurre de karité offre des propriétés hydratantes qui apportent souplesse à la peau, les hommes d'Afrique se sont rendus compte qu'en massant leurs jambes et leurs bras avec le beurre de karité, ils redonnaient de la souplesse à leurs muscles ce qui les aidait à rester en meilleure condition physique pour parcourir de longues distances.

La rose

Depuis l'Antiquité, la parfumerie a toujours fait un grand usage de la rose mais la cosmétique n'est pas en reste. Deux variétés de rose sont à l'honneur dans nos soins de beauté : la rose de Damas, de Provins ou de Champagne avec laquelle on fabrique l'eau de rose. Celle-ci est connue pour ses qualités toniques, astringentes et anti-inflammatoires. La rose musquée du Chili est également très convoitée car elle contribue au maintien de la fluidité membranaire, active la régénération cellulaire, lutte contre le vieillissement cutané et aide l'épiderme à maintenir son hydratation.

Grand-mère conseille

L'eau de rose : ajoutez 2 cuillères de pétales de roses (de Damas) dans de l'eau bouillante. Retirez du feu, couvrez et laissez macérer deux heures. Filtrez et ajoutez 2 cuillères à café de glycérine. Mettez en flacon. C'est un excellent tonique pour les peaux sèches et sensibles. Bain à la rose : recouvrez l'eau du bain par des pétales de roses de Damas. Votre peau retrouvera souplesse et douceur, et sera délicatement parfumée à la rose. L'huile de rose musquée peut s'appliquer le soir par massages doux sur le visage et le corps. Le vinaigre rosat s'utilise dans l'eau du bain ou pour nettoyer le visage. Portez 1 l de vinaigre de vin blanc à ébullition. Ajoutez 100 g de roses rouges de Damas ou de Provins. Laissez macérer le tout dans un bocal pendant un mois avant de filtrer.

Le saviez-vous ?

Ce que dit la légende… D'après les Romains, la rose aurait d'abord été blanche, mais rougie accidentellement quand Cupidon renversa son verre de vin sur elle.

Pellicules et poux

Si on souhaite tous des cheveux brillants et pleins de vitalité, en revanche, on redoute tous les pellicules qui viennent se déposer sur nos épaules et, plus encore, ces petites bêtes qui jouent sur nos têtes : les poux !

Le citron

Le citron est bon à tout faire. Il nettoie le marbre blanc, les bijoux en argent, les vieux cuivres, les traces de calcaire... et les pellicules ! Plus sérieusement, le jus de citron est un astringent capable d'amener les cellules du cuir chevelu à se rétrécir, en condensant les protéines à la surface de la peau, ce qui fait durcir le cuir chevelu et lui assure une meilleure protection.

Grand-mère conseille

Contre les pellicules : une fois par semaine, utilisez le jus d'un citron pressé. Laissez poser cinq minutes sur les cheveux et faites un shampoing.

La lavande

Son délicieux parfum et son habit violet embaument et décorent la Provence mais aussi nos armoires et nos vêtements. La lavande serait également très prisée contre ces insectes qui colonisent notre cuir chevelu, les poux.

Grand-mère conseille

Mettez une goutte d'huile essentielle de lavande sur la nuque et derrière les oreilles. Faites macérer 100 g de fleurs dans 1 l de vinaigre de vin blanc pendant dix jours. Filtrez puis utilisez cette lotion sur le visage et sur le cuir chevelu pour éliminer les poux.

Le saviez-vous ?

Pour des cheveux brillants, mélangez 3 cuillères à soupe de vinaigre de cidre dans 1 l d'eau tiède et appliquez en rinçage final. Il éliminera les traces de shampoing et de calcaire qui peuvent nuire à la brillance de votre chevelure.

Prostate

La prostate est une glande qui ne pèse que 4 g chez le petit garçon. À la puberté, elle atteint 20 g, puis elle grossit progressivement avec le temps. Au-delà de 40 ans, 80 % des hommes présentent une hypertrophie de cette glande qui, du fait de sa localisation, va gêner l'évacuation de la vessie. L'augmentation du volume de la prostate comprime l'urètre et provoque des mictions incomplètes qui deviennent difficiles et trop fréquentes.

La citrouille

Elle ne sert pas qu'à animer les fêtes d'Halloween ! Les colons pilaient ses graines et les mélangeaient à de l'eau, du lait ou du miel, pour en faire un remède vermifuge. Depuis, l'intérêt des graines de citrouille a changé de cap ! Elles sont utilisées contre les problèmes liés à la prostate.

Les graines, riches en zinc et en acides aminés, préviennent la transformation de la testostérone en dihydrotestosterone, et donc les problèmes de prostate. Une étude réalisée sur 45 hommes a montré que les acides aminés de la graine (alanine, glycine, acide glutamique) ingérés dans leur forme la plus pure ont réduit la majorité des principaux symptômes d'un enflement de la prostate. Avec une réduction de la miction nocturne de 95 % et la réduction de l'urgence à uriner de 81 %.

Grand-mère conseille

Sous forme d'extrait de graines de citrouille, la dose recommandée serait de 100 à 150 mg par jour.

Les graines de courge

Si vous n'échappez pas aux statistiques, ayez le réflexe cucurbitacées ! En effet, longtemps réservées à une action vermifuge, les graines de courge sont aussi reconnues pour soulager les symptômes du prostatisme. En Allemagne, l'huile de pépin de courge est utilisée, quasi systématiquement, dans le traitement de l'hypertrophie bénigne de la prostate.

L'huile de pépins de courge est riche en acide linoléique, un acide gras essentiel dans la régulation des processus inflammatoires, et en stérols qui inhibent la croissance du tissu prostatique.

Grand-mère conseille

Vous pouvez manger les graines de courge crues et natures ou bien les piler et les mélanger avec du miel. Encore mieux, vous pouvez consommer de l'huile de graines de courge en bouteille ou en capsule.

La tomate

Une étude révèle que « le lycopène peut réduire le risque de développer un cancer de la prostate ». Intéressant mais quel rapport avec la tomate, me direz-vous ? Il s'avère qu'on retrouve cette substance en très grande quantité dans la tomate.

Une étude conduite par des chercheurs de Harvard a examiné la relation entre les carotènes et le risque de cancer de la prostate. De tous les carotènes, seul le lycopène a démontré des qualités protectrices. De surcroît, des études épidémiologiques montrent que consommer des aliments riches en lycopène, comme les tomates, réduit le risque de cancer de la prostate.

Ainsi, outre le fait que la tomate contribue à une alimentation saine et équilibrée, elle peut contribuer à diminuer le risque d'apparition d'une affection qui touche un homme sur deux.

Grand-mère conseille

Mangez des tomates de façon à atteindre environ 6 g de lycopène. Concrètement, consommez régulièrement des tomates sous toutes ses formes (en jus, en salade, en sauce…) et quand la saison le permet sinon optez pour les compléments alimentaires.

R

Rétention d'eau

Rhumatismes

Rétention d'eau

Un diurétique augmente la sécrétion urinaire en agissant sur la fonction rénale. Il permet ainsi de drainer et de détoxiquer les reins. Son utilisation devra s'effectuer sous surveillance médicale si vous souffrez d'insuffisance cardiaque ou d'hypertension artérielle car ces maladies sont traitées par des diurétiques.

L'artichaut

Déjà dans la médecine traditionnelle européenne, les feuilles de la plante étaient réputées pour stimuler l'activité rénale et la sécrétion biliaire. Peu calorique, c'est l'un des végétaux les plus riches en protéines avec un fort pouvoir rassasiant. Son action diurétique provient d'un bloc acide (acide citrique, acide malique...) dont l'effet est renforcé par des sels de magnésium et de potassium.

Grand-mère conseille

Faites une infusion : plongez la moitié d'une poignée de feuilles dans 1 l d'eau pendant dix minutes. Sucrez avec du miel car cette préparation est amère et buvez-en trois tasses par jour. Vous pouvez également retrouver toutes les propriétés des feuilles d'artichaut sous forme de gélules.

Le saviez-vous ?

Une consommation excessive d'artichaut peut entraîner ballonnements et flatulences, à cause du soufre qu'il contient. Il est donc conseillé de plonger les artichauts une minute dans l'eau bouillante puis de les cuire dix à quinze minutes à la vapeur. Et une fois cuit, mangez-les dans les vingt-quatre heures car au-delà ils deviennent toxiques.

L'asperge

Gorgée à 92 % d'eau et faible en calories (25 kcal/100 g), n'hésitez pas à consommer l'asperge à toutes les sauces. Riche en fibres, elle active le transit. Diurétique, elle aide à lutter contre la rétention d'eau. Le tubercule contient des composés comme les saponines, les quercitines qui ont des propriétés antiseptiques et diurétiques efficaces contre les maladies infectieuses de l'appareil urinaire.

Grand-mère conseille

C'est si bon : mangez l'asperge chaude avec une sauce blanche ou froide avec une vinaigrette ! En infusion, versez une demi-poignée de griffes par litre d'eau. Laissez bouillir quinze minutes et buvez-en 2 tasses par jour. (La griffe est le nom donné à la plante entière, avec ses racines et ses tiges.)

Le saviez-vous ?

Pour savoir si les asperges ne sont pas ligneuses, cassez la queue qui doit se briser facilement.

Pour conserver des asperges bien vertes, dès qu'elles sont cuites, plongez-les immédiatement dans de l'eau froide (avec des glaçons) pour stopper la cuisson.

Le pissenlit

Qui ne connaît pas le pissenlit ? Il est partout autant dans votre jardin que sur le bord des routes.

La « dent-de-lion » est très prisée à la fois pour son goût amer que l'on retrouve dans les salades qui lui sont dédiées et pour ses propriétés médicinales qu'on lui reconnaît depuis des millénaires. En effet, son action diurétique permet de nettoyer l'ensemble de l'organisme (les reins, le système urinaire mais aussi le foie) en éliminant les toxines accumulées dans le corps. Et contrairement à d'autres diurétiques qui provoquent des carences en potassium, le pissenlit en contient tellement qu'il en redonne à l'organisme. Alors pour ceux qui veulent éliminer, pensez pissenlit. Comme son nom l'indique...

Grand-mère conseille

En infusion, versez 10 g de feuilles de pissenlit dans 150 ml d'eau bouillante durant cinq à dix minutes et buvez en trois fois par jour.

Le saviez-vous ?

La Commission européenne reconnaît l'usage de la feuille et de la racine du pissenlit pour améliorer les fonctions biliaire et urinaire. Des études sur des animaux ont permis de confirmer une augmentation de l'élimination d'urine et de la production de la bile et un effet anti-inflammatoire.

Les queues de cerise

L'arrivée des cerises sur nos étals signe le début de l'été, des tenues légères... Alors si le fruit n'est pas très conseillé en période de régime (étant le plus sucré des fruits rouges), la queue de cerise demeure un remède incontournable pour dissoudre ses petits complexes. Riches en flavoïdes et en sels de potassium, les queues de cerises aident à purifier le sang et à augmenter la sécrétion urinaire permettant ainsi d'éliminer les toxines accumulées par l'organisme.

Grand-mère conseille

En infusion, plongez 30 g de queues de cerises dans 1 l d'eau froide, portez à ébullition et laissez bouillir trente minutes. Buvez-en un verre matin et soir.

Le saviez-vous ?

Pour éviter le mal de mer, sucez un noyau de cerise.

Rhumatismes

Vos articulations vous font mal ou pire encore, elles se déforment : vous faites certainement partie des 30 % de Français qui souffrent de rhumatismes. D'après une récente étude, deux personnes sur trois n'osent pas en parler à leur médecin et restent donc avec leurs douleurs.

L'avoine

Très appréciée des chevaux, elle est également très convoitée par l'espèce humaine. En effet, les herboristes l'utilisent depuis le XVIIe siècle contre de nombreux maux dont les rhumatismes. L'avoine les soulage grâce à sa richesse en silice.

Grand-mère conseille

Le bain d'avoine contre les rhumatismes. Faites macérer 150 g d'avoine dans 3 l d'eau pendant une heure. Faites bouillir pendant dix minutes, filtrez puis versez dans votre baignoire. Un vrai remède de cheval !

Le bambou

Le bambou est utilisé en Asie comme matériau de construction, et sa robustesse lui permet de figurer dans les gratte-ciel les plus hauts du monde : l'International Finance Centre (415 m) et le Central Plaza (374 m) de Hong Kong, par exemple. Alors si on vous dit que le bambou renforce notre ossature, ne soyez pas surpris ! La partie utilisée est extraite des pieds femelles qui sécrètent jusqu'à 99 % de silice. Cet oligoélément évite la déminéralisation osseuse responsable de la fragilité des os, éliminant ainsi douleurs lombaires et autres rhumatismes. Il stimule également la synthèse du collagène contribuant ainsi à reconstituer le cartilage endommagé lors des maladies articulaires. Pour une charpente solide, ayez le réflexe bambou !

Grand-mère conseille

Vous pouvez consommer les jeunes pousses de bambou. Récoltez les jeunes pousses qui sont sorties durant la nuit, épluchez-les, puis faites-les bouillir une vingtaine de minutes. Versez cette potion dans votre bain.

Le chou

Le chou a plus d'un tour dans son sac car en plus de nous redonner un coup de fouet, il soulage nos rhumatismes grâce à son action anti-inflammatoire.

Rien de tel qu'une cure de chou pour nous remettre d'aplomb !

Grand-mère conseille

Contre les rhumatismes, appliquez des cataplasmes de feuilles de chou cuites à la vapeur.

Le saviez-vous ?

Saviez-vous que les Grecs servaient une soupe au chou aux jeunes mariés le matin de la nuit de noce ? De ce rituel est née la légende selon laquelle les enfants naissent dans les choux.

Le houx

Dans les croyances populaires, le houx protège contre les mauvais esprits. À ce jour on lui confère des propriétés plus concrètes. En effet, le houx, riche en ilicine et en ilixanthine est antirhumatismal. Attention, ne mangez jamais les baies rouges qui sont toxiques !

Grand-mère conseille

Contre les rhumatismes, faites une décoction de feuilles. Versez 50 g de feuilles de houx dans 1 l d'eau puis laissez bouillir dix minutes. Appliquez cette décoction en compresses sur vos rhumatismes.

Le lilas

Un bouquet de lilas fera l'affaire : c'est loin d'être désagréable... En effet, les feuilles contiennent des principes actifs qui atténuent la douleur articulaire et combattent le phénomène inflammatoire.

Grand-mère conseille

Faites macérer 100 g de fleurs fraîches de lilas avec 0,5 l d'huile d'olive pendant quinze jours. Frictionnez les endroits douloureux avec cette mixture.

Bain de mains et de pieds : jetez la moitié d'une poignée de fleurs, la moitié d'une poignée de feuilles et la moitié d'une poignée d'écorce pilée dans une cuvette d'eau. Prenez deux bains par jour.

L'ortie

On la reconnaîtrait les yeux fermés par ses propriétés tactiles : l'ortie bien sûr ! Piquante, on la fuit. Pourtant, elle possède des vertus thérapeutiques qui ne peuvent que l'excuser.

En effet, c'est un bon reminéralisant qui, grâce au fer et à l'acide folique, peut être recommandé pour traiter les cartilages usés des personnes souffrant de rhumatismes.

Grand-mère conseille

Pour les plus courageux : traditionnellement, on appliquait les feuilles fraîches de la plante directement sur la peau pour soulager les douleurs arthritiques et rhumatismales. En infusion, versez 60 g de feuilles d'ortie dans 1 l d'eau bouillante. Laissez infuser quinze minutes puis appliquez en compresses.

Le saviez-vous ?

Le purin d'orties a deux usages essentiels. Riche en azote, c'est tout d'abord un engrais efficace. C'est aussi un répulsif face aux pucerons et aux acariens. Enfin, c'est surtout un produit naturel, rare à l'heure où les produits de synthèse envahissent nos jardins !

Ajoutez 10 l d'eau pour chaque kg d'orties fraîches et remuez tous les deux jours. La fermentation dure environ deux semaines selon la température ambiante (plus il fait chaud plus c'est rapide).

Le romarin

La Reine de Hongrie, qui souffrait de rhumatismes chroniques, en aurait été débarrassée grâce à un remède à base de romarin. Aujourd'hui, son effet anti-inflammatoire confirme son action contre les rhumatismes. D'ailleurs, la Commission européenne reconnaît l'usage externe du romarin contre les troubles de la circulation sanguine périphérique (mains, jambes, pieds).

Grand-mère conseille

L'eau de la Reine de Hongrie contre les rhumatismes : mélangez trois quarts d'alcoolat de romarin avec un quart d'alcoolat de lavande. Prenez-en 2 cuillères à café par jour.

Préparez une décoction. Pour cela, faites mijoter pendant dix minutes 50 g de romarin dans 1 l d'eau. Puis filtrez. Imbibez des compresses avec cette décoction et appliquez.

S

Sommeil
Stress

Sommeil (manque de)

La difficulté à trouver le sommeil est un problème de plus en plus courant. Plus de 70 % des Français se plaignent d'insomnie. L'insomnie se traduit par un sommeil de mauvaise qualité avec des difficultés d'endormissement, des réveils multiples dans la nuit ou un réveil trop précoce le matin. Elle entraîne toujours un retentissement sur la qualité de la journée : fatigue, irritabilité, troubles de l'humeur, de la mémoire ou de la concentration. L'anxiété, le stress et la dépression sont à l'origine de plus de la moitié des insomnies. Pour que votre lit ne rime plus avec insomnie, grand-mère vous emmène au pays des rêves.

Le houblon

Et si la bière nous emmenait dans les bras de Morphée ! Eh oui, depuis le Moyen Âge, le houblon entre dans la composition de la bière et lui apporte arôme, amertume et conservation. Avec le temps, le houblon a acquis une réputation de sédatif. En effet, ceux qui récoltaient le houblon avaient tendance à s'endormir dans les champs ! Depuis 1983, les scientifiques ont mis en évidence un agent chimique sédatif dont la concentration augmente à mesure que l'on fait sécher la feuille. Attention aux excès de houblon qui pourraient avoir un effet anaphrodisiaque rendant ainsi les nuits beaucoup trop calmes !

Grand-mère conseille

En infusion, versez 10 à 15 g de cônes séchés (ce qui correspond aux inflorescences femelles) dans 1 l d'eau bouillante et laissez infuser dix minutes. Buvez-en une tasse avant de vous coucher. Vous trouverez dans les pharmacies des gélules de houblon préconisées également contre les insomnies. En infusion, versez 60 g de feuilles dans 1 l d'eau bouillante. Laissez infuser quinze minutes puis appliquez en compresses.

La laitue

Scarole, batavia, mâche, feuille de chêne sont autant de variétés de salades qui vous conduiront dans les bras de Morphée. Riche en fibres, vitamine C, carotène, cuivre et calcium, c'est surtout à son lactucarium qu'on doit ses propriétés relaxantes. Elle rivalise avec l'opium sans engendrer d'effets secondaires, en apaisant le système nerveux sans rendre dépendant. Plus votre laitue est montée en graines, plus elle sera efficace ! Alors si vous faites partie de ces 9 millions de Français qui se plaignent de leur sommeil, élisez la laitue de vos rêves.

Grand-mère conseille

En décoction : faites bouillir 75 g de feuilles de laitue dans 1 l d'eau pendant trente minutes. Buvez en trois verres par jour entre les repas.

La passiflore

La passiflore est associée à la plante du sommeil. En effet, les Indiens d'Amérique l'utilisaient déjà pour ses propriétés calmantes et sédatives. Elle restaure chez les insomniaques un sommeil réparateur et supprime aussi l'anxiété, la nervosité et les angoisses. Alors pour ceux qui se languissent de retrouver la position horizontale, la passiflore vous mettra sur le bon chemin !

Grand-mère conseille

En infusion, plongez une cuillère à café de fleurs de passiflore dans une tasse d'eau bouillante. Laissez infuser trois minutes avant de consommer. Il existe également des gélules de passiflore.

Avis aux consommateurs : l'espèce la plus généralement utilisée à des fins médicinales est *Passiflor incarnata*. D'autres espèces peuvent avoir une efficacité douteuse ou nulle, voire une certaine toxicité.

Le tilleul

La difficulté à trouver le sommeil est un problème de plus en plus courant. Pour que votre lit ne rime plus avec insomnie, grand-mère vous conseille quelques fleurs de tilleul. Riches en polyphénols, en flavonoïdes, en mucilages et en farsenol, elles sont sédatives, apaisantes et antispasmodiques. L'usage le plus connu est celui qui consiste à boire une infusion au tilleul. C'est d'ailleurs l'odeur qui s'en dégage, mêlée à celle des madeleines, qui inspira une grande partie de l'œuvre de Marcel Proust.

Le bain aux fleurs de tilleul est réputé pour soigner la fatigue nerveuse, l'insomnie et l'anxiété. Il ferait des merveilles notamment auprès des enfants irritables ou hyperactifs. On prépare d'abord une infusion avec une tasse et demie de fleurs dans 1 l d'eau. On filtre et on ajoute l'infusion à l'eau du bain.

Si certains médicaments sont parfois répugnants, on avouera qu'il y a des remèdes naturels qu'on n'est pas près de laisser tomber !

Grand-mère conseille

En infusion, faites frémir de l'eau et ajoutez une pincée de fleurs de tilleul par tasse. Laissez infuser cinq minutes avant de consommer.

Stress

L'organisation mondiale de la santé estime que le stress est un « fléau du monde occidental, 35 % des Européens se disent anormalement stressés et les Français consomment trois fois plus de psychotropes que les autres ». Notre mode de vie nous épargne peu. Au travail, à la maison ou en voiture, les causes de stress sont multiples. Cette maladie des temps modernes est aujourd'hui accusée de tous les maux. À court terme, on peut relever des maux de tête, des troubles du sommeil, de l'appétit, de la digestion, une nervosité accrue, des problèmes de concentration, des comportements agressifs. Et lorsque la situation de stress se prolonge, on observe des risques cardio-vasculaires accrus, un état dépressif, et des troubles musculo-squelettiques (tendinites, mal de dos...). Heureusement nos grands-mères avaient la zen attitude !

Le ginseng

Aphrodisiaque inconditionnel, il agit également contre le stress. D'ailleurs les deux vont plutôt de pair : moins on est stressé et plus notre libido atteint son apogée !

Comme un opiacé ! Les substances actives du ginseng, les ginsénosides ont le même effet que l'opium, mais sans aucune dépendance. Ouf !

Grand-mère conseille

La méthode traditionnelle chinoise pour préparer la racine de ginseng consiste à la débiter en copeaux que l'on place dans un récipient de grès. Versez de l'eau bouillante sur les copeaux et placez le récipient dans une casserole partiellement remplie d'eau. Mettez à chauffer pendant six heures. Vous pouvez également verser 3 cuillères à thé de ginseng en morceaux dans une tasse d'eau bouillante. Patientez quarante-cinq minutes avant de le consommer.

La mélisse

La mélisse fait partie de la pharmacopée universelle depuis la Grèce antique mais n'a été introduite en France qu'au Moyen Âge. Depuis de nombreuses études cliniques ont mis en évidence les effets de la mélisse sur la qualité du sommeil et sur l'anxiété.

Grand-mère conseille

En infusion, versez 3 g de feuilles de mélisse séchées dans 1,5 l d'eau bouillante. Buvez-en trois fois par jour.

Le tilleul

La fleur de tilleul est apaisante, anxiolytique, sédative et antispasmodique grâce à ses polyphénols, ses flavonoïdes et ses mucilages. Alors n'hésitez pas à ramasser les fleurs au mois de juin, avant que celles-ci ne soient totalement ouvertes !

Grand-mère conseille

Faites bouillir 20 g de fleurs de tilleul dans 1 l d'eau pendant vingt minutes. Filtrez et buvez-en une tasse trois à quatre fois par jour.

T

Toux

Transpiration

Toux

La toux est un mécanisme réflexe qui permet l'expulsion de l'air, des sécrétions ou des corps étrangers encombrant l'appareil respiratoire. Elle peut être provoquée par une mauvaise déglutition ou une émotion, constituer la manifestation typique d'une maladie (coqueluche, laryngite) et être présente dans de nombreuses affections de l'appareil respiratoire, banales (rhume, angine) ou plus graves (asthme, bronchite, mucoviscidose, cancer bronchique...). Grand-mère a pour vous la quintessence des remèdes.

Le citron

Angine, rhume, rhinopharyngite : autant de maux qui vous irritent la gorge. Le mal de gorge est un symptôme trop souvent au rendez-vous ! Riche en acide citrique et en vitamine C, le citron possède des propriétés anti-inflammatoires et anti-infectieuses qui permettront de « tordre le cou » à vos maux de gorge. En France, il connaît le succès aux alentours du XVIIIe siècle, en tant que produit de beauté mais surtout comme remède contre le scorbut (une carence en vitamine C). Mais, ce n'est qu'en 1932 qu'on découvre son véritable secret : sa grande richesse en vitamine C. De nos jours, la littérature scientifique confirme l'expérience populaire : ce fruit est une véritable panacée universelle. Riche en vitamines C, B, E, PP mais aussi en magnésium, potassium, calcium, cuivre, fer..., les médecins le recommandent pour un large éventail de maladies telles que les infections urinaires, le rhume, la constipation, le saignement des gencives... et les brûlures d'estomac ! Eh oui, s'il peut paraître acide, l'acide citrique qu'il contient vient en fait neutraliser l'acidité de notre estomac.

Grand-mère conseille

Pressez le jus d'un citron, faites infuser dans de l'eau chaude et additionnez de miel. À boire avant le coucher.

Pas étonnant qu'il soit devenu une figure emblématique de la ville de Menton ! En effet, depuis 1934, il est à l'honneur, chaque année, pour la célèbre fête du citron. Il nous fait du bien et on lui rend bien.

Le miel

Avant l'ère des antibiotiques, les médecins l'utilisaient déjà pour ses propriétés antiseptiques. À l'approche de l'hiver, ayez donc toujours un pot de miel à portée de main !

Grand-mère conseille

Versez une cuillère à café de miel d'eucalyptus dans un verre d'eau tiède. Ajoutez le jus d'un citron et faites des gargarismes.

Mélangez le jus d'un citron et 5 cuillères à soupe de miel de pin. Prenez 1 cuillère à café de ce sirop pendant les quintes de toux.

Le saviez-vous ?

Le miel se bat contre l'alcool ! Une étude révèle que la consommation concomitante d'alcool et de miel augmenterait la vitesse de disparition de l'éthanol dans le sang par une augmentation de son taux d'élimination de près de 30 %. Cette élimination permettrait de diminuer l'intensité des symptômes causés par cette intoxication d'environ 5 %. Rien de tel qu'un grog !

La moutarde

La moutarde est connue pour ses propriétés contre les affections respiratoires comme la toux. Alors si parfois elle nous pique le nez, ne la laissez pas passer sous votre nez, car à vue de nez, elle ne vous fera que du bien !

Grand-mère conseille

Contre la toux, posez sur votre torse un cataplasme composé de farine de moutarde noire et de farine de blé délayées avec de l'eau tiède. Ne dépassez pas quinze minutes car les peaux fragiles peuvent former des cloques en réaction à la moutarde.

Le bain à la moutarde serait excellent contre les refroidissements et les frissons. Il stimule l'ensemble de l'organisme. Ajoutez la moitié d'une tasse de moutarde dans l'eau du bain.

La réglisse

Dès l'Antiquité, la réglisse était utilisée contre les problèmes respiratoires. Depuis, elle est devenue une des plantes médicinales les plus populaires de Chine où les médecins la prescrivent pour soulager les maux de gorge, la toux, les problèmes respiratoires... pour l'essentiel. Cette plante doit ses propriétés à l'acide glycyrrhétinique qui est un antitussif. D'ailleurs, en Europe, cette substance entre dans la composition de nombreux remèdes contre la toux.

Attention : la réglisse peut entraîner de l'hypertension, des maux de tête, des œdèmes, c'est pourquoi sa prise doit être limitée. En effet, ne consommez pas plus de 50 g de réglisse par jour et pas plus de six semaines !

Grand-mère conseille

Le sirop de réglisse : versez 40 g de réglisse coupée en morceaux dans 0,5 l d'eau. Laissez macérer une dizaine de jours dans une bouteille fermée puis filtrez. Ajoutez 250 g de miel puis remuez. Lors d'une quinte de toux, buvez 2 cuillères à soupe de ce sirop, deux fois par jour.

La tisane bonne à tout : versez 15 g de racine de réglisse dans 1 l d'eau puis laissez macérer vingt-quatre heures. Cette tisane était très populaire à la fin du 18e siècle et se servait dans une demi-coque de noix de coco.

Transpiration

Auréoles sous les bras, mains moites… c'est loin d'être une arme de séduction ! La transpiration est une fonction naturelle qui a pour but d'aider à réguler la température du corps. Mais on se passerait bien de son odeur et de son effet mouillé !

Le camphre

Ça nous fait suer : les mains moites, humides, transpirantes sont tellement désagréables au toucher qu'on évite tout contact avec quiconque. Heureusement, il existe des solutions : le camphre vous rend ce plaisir tactile. En effet, il possède des propriétés adoucissantes, purifiantes et antiseptiques qui mettront à mal toute sudation excessive ! Toutefois, il sait se faire désirer : le camphrier ne produit du camphre qu'à partir de 25 ans et c'est à partir de 40 ans que sa production est la plus importante. N'ayez crainte, on le trouve dans toutes les pharmacies.

Grand-mère conseille

Frictionnez-vous les mains avec de l'alcool camphré.

La sauge

Aujourd'hui, on lui reconnaît une propriété unique qui réduit la transpiration. Dame Nature a décidément tout prévu !

Grand-mère conseille

Contre la transpiration, versez une quinzaine de gouttes d'huile essentielle de sauge dans votre bain. Buvez également des infusions de

Le thé

Pour les amateurs de thé, prendre un bain de thé est sans aucun doute un blasphème. Mais si je vous dis que c'est un excellent remède contre les pieds malodorants, vous changerez sûrement d'avis !

Grand-mère conseille

Contre les pieds malodorants, prenez un bain de thé. Plongez 2 à 3 sachets de thé dans 4 l d'eau. Faites bouillir dix minutes, laissez tiédir et trempez-y vos pieds une demi-heure.

Le vinaigre

Qui n'a pas une bouteille de vinaigre de cidre dans sa cuisine ? Pour ceux qui souffrent de transpiration, j'espère que vous n'échappez pas à la règle car le vinaigre possède une action régulatrice sur les mécanismes de sudation.

Grand-mère conseille

Contre la sudation, badigeonnez-vous les aisselles avec du vinaigre de cidre.

V

Verrues

Verrues

Six millions de Français souffrent de cette tumeur bénigne de la peau, due à un virus. Les verrues siègent de préférence sur les mains et sous la plante des pieds. Et s'il arrive qu'elles disparaissent spontanément, elles peuvent aussi devenir très douloureuses. Ne vous laissez pas envahir !

La figue

Ce n'est pas la figue qui agit contre les verrues mais ses feuilles. Mangez le fruit si vous êtes sujet à la constipation, il fait des miracles !

Les feuilles du figuier possèdent un suc blanchâtre qui renferme un ferment, le cradine, destructeur de verrue.

Grand-mère conseille

Coupez des feuilles de figuier et appliquez le suc laiteux sur la verrue. Renouvelez l'opération matin et soir jusqu'à disparition de cette excroissance.

Le saviez-vous ?

« Mi-figue mi-raisin » : Cette expression « mitigée » trouverait ses racines dans le commerce des Corinthiens et des Vénitiens au XVe siècle. Les Corinthiens auraient mélangé des figues (moins chères et plus lourdes) aux raisins de Corinthe pour les vendre aux Vénitiens. Supercherie !

L'oignon

Certes l'oignon fait pleurer mais certainement pas autant qu'une verrue incrustée depuis des lustres ! Un peu de courage : l'oignon fera des ravages contre vos verrues et tant pis pour les larmes !

Grand-mère conseille

Creusez 1 oignon et remplissez-le de gros sel. Frottez les verrues, matin et soir, avec le liquide qui s'écoule de l'oignon.

Y

Yeux

Yeux

« J'y tiens comme à la prunelle de mes yeux » souligne à quel point il est important de prendre soin de ses yeux mais aussi de sa vue. Qui sait, peut-être qu'un jour, la célèbre réplique de Jean Gabin « t'as de beaux yeux, tu sais », vous sera destinée !

Le bleuet

Dès le Moyen Âge, le bleuet surnommé « casse-lunettes » était utilisé comme collyre. Depuis l'eau de bleuet est reconnue pour soigner les inflammations des yeux. En effet, sa richesse en pectines et en polyines lui apporte des propriétés anti-inflammatoires, astringentes et décongestionnantes. Le casse-lunettes est bien loin de faire disparaître les lunettes mais il reste très apprécié pour soulager les yeux fatigués.

Grand-mère conseille

L'eau de bleuet : plongez une poignée de bleuets dans 0,25 l d'eau bouillante. Faites bouillir dix minutes puis laissez refroidir avant d'utiliser cette décoction en compresses. Appliquez-les durant dix minutes sur chaque paupière. Parfait contre les cernes !

La myrtille

Déjà pendant la Seconde Guerre mondiale, on donnait aux pilotes de la British Royal Air Force de la confiture de myrtille pour améliorer leur vision nocturne. Depuis on sait que la myrtille contient des pigments anthocyaniques abondants (0,5 % de la baie fraîche) qui agissent sur la microcirculation, augmentent l'acuité visuelle et contribuent à ralentir la dégénérescence maculaire. C'est tout vu ! D'ailleurs, de nombreuses études confirment l'intérêt de la myrtille pour soigner les problèmes liés à l'acuité visuelle.

Grand-mère conseille

En décoction : faites bouillir une cuillerée à soupe de myrtilles dans 0,25 l d'eau pendant dix minutes. Buvez 4 tasses par jour.

Pour les amateurs de baies, vous pouvez manger 100 g de myrtilles trois fois par jour. La France en produit 1 200 tonnes par an, autant dire qu'il n'y a aucune raison de se priver !

Index par produits

Bibliographie

Les secrets de beauté d'autrefois, Henry Puget et Régine Teyssot, Éditions Minerva.

Mes remèdes de grand-mère, Henry Puget et Régine Teyssot, Éditions Minerva.

Aloe vera, remède naturel de légende, Alasdair Barcroft, Éditions Médicis.

Médecine naturelle amérindienne, Porter Shimer, Éditions de l'Homme.

Votre santé par les fruits et légumes, Xaël de Sainte- Breuves, Éditions Chiron.

Soignez-vous avec le piment rouge et le poivron, Mila De Franco, Éditions De Vecchi.

La santé par le raisin et la vinothérapie, Mathilde Cathiard Thomas et Corinne Pezard, Librairie de Médicis.

Les secrets de santé du thé, Docteur Marvin Edeas, Éditions Alpen.

L'olivier, l'arbre santé, Maria Bardoulat, Éditions Alpen.

Le chocolat, du plaisir à la santé, Maria Bardoulat, Éditions Alpen.

Terre source de beauté, Estelle Guerven, Éditions Médicis.

Les bonnes recettes santé de nos grand-mères, Sabine Jeannin, Éditions Delville.

Les remèdes de grands-mères, Josette et Vincent Rousselet-Blanc, Éditions J'ai lu.

Les aliments qui guérissent, Sophie Lacoste, Leduc.s Éditions.

Les plantes qui guérissent, Sophie Lacoste, Leduc.s Éditions.

Les vertus du vinaigre, Anne Lavédrine, Éditions LGF.

Secrets de beauté d'antan, Françoise Réveillet, Éditions Flammarion.

Secrets de beauté d'Orient, Chabha Djouder, Éditions Flammarion.

Mon herbier de santé, Maurice Mességué, Éditions Robert Laffont.

Les plantes qui guérissent, Michael Castleman, Presses du Châtelet.

Dépôt légal : juin 2008

Imprimé en Allemagne par BoD

www.ingramcontent.com/pod-product-compliance
Ingram Content Group UK Ltd.
Pitfield, Milton Keynes, MK11 3LW, UK
UKHW031817260826
14628UKWH00001B/68

9 782212 541106